Eva Marbach

Östrogen-Dominanz

Die wahre Ursache für PMS und
Wechseljahrsbeschwerden

EMV

Millionen von Frauen leiden jeden Monat unter dem prämenstruellen Syndrom, viele auch unter ihrem unerfüllten Kinderwunsch. Weitere Millionen kämpfen jenseits der vierzig mit Wechseljahrsbeschwerden. Ein hormonelles Ungleichgewicht ist in allen Fällen als Ursache bekannt. Bei solchen Ungleichgewichten wird vor allem an Östrogenmangel gedacht. Progesteron, das wichtige Partnerhormon des Östrogens wird dabei meistens vernachlässigt. Dabei ist es häufig ein Progesteronmangel, der zu dem gefürchteten Ungleichgewicht im Hormonhaushalt führt. Östrogen ist im Vergleich zum Progesteron zu reichlich vorhanden, daher wird dieser Zustand auch Östrogendominanz genannt. Die meisten typischen Frauenbeschwerden lassen sich auf Östrogendominanz zurückführen.

In diesem Buch wird die Wirkungsweise der Hormone genau und leicht verständlich erklärt. Zur Behandlung der Östrogendominanz werden Methoden aus der Naturheilkunde und der Schulmedizin vorgestellt. Außerdem finden Sie hilfreiche Alltagstipps, die Ihre Östrogendominanz ausgleichen können.

Über die Autorin:

Eva Marbach, Jahrgang 1962, ist seit 19 Jahren Heilpraktikerin. Im vorliegenden Buch verbindet sie ihre Freude über die Naturheilkunde mit ihrem Wissen über die Vorgänge im Körper einer Frau. Im Internet schreibt und betreut Eva Marbach zahlreiche Webseiten zu Gesundheitsthemen, darunter mehrere Seiten über Wechseljahre und Frauengesundheit.

Inhaltsverzeichnis

Inhaltsverzeichnis

Inhaltsverzeichnis

Östrogen-Dominanz - was ist das?

Östrogen-Dominanz ist die Hauptursache für viele Wechseljahrsbeschwerden und das Prämenstruelle Syndrom (PMS).

Die hierzulande noch weitgehend unbeachtete Östrogendominanz führt zu zahlreichen Beschwerden wie beispielsweise:

- Kopfschmerzen
- Depressionen
- Stimmungsschwankungen
- Erschöpfung
- Beschleunigtes Altern
- Schlaflosigkeit
- Wassereinlagerungen
- Gewichtszunahme
- Brustspannen - Mastopathie
- Mangelnde Libido
- Zyklusstörungen verschiedenster Art
- Eierstockzysten
- Myome
- Endometriose
- Unfruchtbarkeit
- Gelenkbeschwerden
- Trockene Haut
- Haarausfall
- Bluthochdruck
- Osteoporose
- Schwindelanfälle
- Hitzewallungen
- Allergieneigung
- Schilddrüsenunterfunktion

In jüngeren Jahren kommt es durch Östrogendominanz zum gefürchteten Prämenstruellen Syndrom (PMS), das sich vor allem an den Tagen vor der Periode bemerkbar macht.

Zu Beginn der Wechseljahre ist die Östrogen-Dominanz das hauptsächliche Problem, das sich durch sehr unterschiedliche Beschwerdebilder auszeichnet. Diese Phase kann allmählich schon mit Mitte 30 beginnen, wenn die meisten Frauen noch gar nicht an die Wechseljahre denken.

Auch im weiteren Verlauf der Wechseljahre kann Östrogen-Dominanz eine beherrschende Rolle spielen, oft stärker als die Beschwerden durch Östrogenmangel.

Mehr über die Östrogendominanz-Beschwerden erfahren Sie unter: Beschwerden durch Östrogendominanz, Seite 12.

Wie entsteht Östrogen-Dominanz?

Bei vielen Frauen wird in den Eierstöcken zu wenig Progesteron gebildet. Progesteron wird auch "Gelbkörperhormon" genannt, weil es vom Gelbkörper im Eierstock produziert wird.

Progesteron spielt für den Zyklus und die Fruchtbarkeit eine wichtige Rolle. Außerdem ist das Progesteron eine Art Gegenspieler des Östrogens. Beide müssen in einem bestimmten Verhältnis zueinander im Körper vorhanden sein, damit die Hormone miteinander in einem harmonischen Gleichgewicht sind.

Wenn es jedoch zu wenig Progesteron gibt, wirkt sich das Östrogen zu stark aus, es ist sozusagen dominant. Das ist selbst dann der Fall, wenn eigentlich auch ein Mangel an Östrogen besteht, wie es in den Wechseljahren der Fall ist. Entscheidend ist in diesen Fällen, dass der Progesteronmangel noch stärker ist als der Östrogenmangel.

Der Körper verhält sich bei solch einem Ungleichgewicht so, als wäre zu viel Östrogen vorhanden. Daher spricht man von Östrogen-Dominanz.

Mehr über die Ursachen der Östrogen-Dominanz erfahren Sie unter: Körpervorgänge bei Östrogendominanz, Seite 73.

In Deutschland kaum erkannt

Weil die meisten Frauenärzte und selbst die Forschung im deutschsprachigen Raum hauptsächlich das Östrogen im Blick haben, wird also häufig ein vorhandener oder vermuteter Östrogenmangel behandelt, was die Situation noch verschlimmert, weil das Östrogen sowieso schon dominiert.

In den USA und Großbritannien wird die Östrogendominanz inzwischen von vielen Ärzten erkannt. Auch unter den dortigen Frauen ist dieses Phänomen inzwischen sehr bekannt.

Verstärkende Faktoren der Östrogen-Dominanz

Die Östrogendominanz kann durch äußere Faktoren noch verstärkt werden, weil sich in vielen tierischen Nahrungsmitteln inzwischen Östrogene als Mastmittel befinden.

Außerdem werden zur Behandlung von Wechseljahrsbeschwerden häufig östrogenhaltige Mittel empfohlen und eingenommen. Dabei spielt es, in Hinblick auf die Östrogen-Dominanz, keine Rolle, ob es natürliche Sojapräparate sind oder chemische Hormonpräparate. Eine zusätzliche Gabe von Östrogenen oder östrogenähnlichen Substanzen verstärkt eine Östrogendominanz und somit auch die typischen Beschwerden.

Behandlung der Östrogen-Dominanz

Eine leichte Östrogendominanz kann man mithilfe von Phytohormonen behandeln. Dafür eignen sich besonders Heilpflanzen und Nahrungsmittel mit progesteronartigen Substanzen.

Insbesondere spielen folgende Pflanzen hierbei eine wichtige Rolle:

- Mönchspfeffer
- Schafgarbe
- Frauenmantel
- Wilder Yams
- Bockshornklee

Diese Pflanzen enthalten zwar kein echtes Progesteron, sondern nur Substanzen, die sich im Körper ähnlich wie Progesteron verhalten. Das wirkt gegen Östrogendominanz aber ähnlich wie echtes Progesteron.

In hartnäckigen Fällen empfiehlt sich eine Hormonbehandlung mit Progesteron aus der Apotheke. Hierbei ist das sogenannte "natürliche" Progesteron empfehlenswerter als andere Stoffe aus der Gestagen-Familie, die dem Progesteron nur ähnlich sind.

Mehr über die Behandlung der Östrogen-Dominanz erfahren Sie unter: Behandlung der Östrogen-Dominanz, Seite 110.

Beschwerden durch Östrogendominanz

Bei Östrogendominanz kann es zu einer Vielzahl von Beschwerden kommen.

Die Symptome der Östrogendominanz setzen sich einerseits aus den Beschwerden eines Progesteronmangels als auch aus den Beschwerden eines erhöhten Östrogenspiegels zusammen. Daraus ergibt sich ein eigenständiges Beschwerdebild.

Im Anschluss an diese Auflistung werden die einzelnen Symptome der Östrogendominanz einzeln genauer erklärt.

Die aufgelisteten Symptome müssen natürlich nicht alle bei jeder Frau auftreten, die von Östrogendominanz betroffen ist. Auch ist diese Liste bei weitem nicht vollständig, sondern umfasst nur die typischen Beschwerden bei Östrogendominanz.

Bei den meisten Beschwerden der Östrogendominanz ist die Östrogendominanz nicht die einzige denkbare Ursache. Häufig kommen mehrere Ursachen zusammen, bis sich ein Symptom manifestiert.

Symptom-Komplexe

- PMS - Prämenstruelles Syndrom
- Wechseljahrsbeschwerden

Seelische Beschwerden

- Reizbarkeit
- Stimmungsschwankungen
- Depressionen
- Ängste
- Unruhe

Neurologische Beschwerden

- Kopfschmerzen
- Konzentrationsstörungen
- Gedächtnisstörungen
- Schlaflosigkeit
- Schwindelanfälle

Beschwerden der Fortpflanzungsorgane

- Brustspannen - Mastopathie
- Brustknoten - Fibrozystische Mastopathie
- Mangelnde Libido
- Zyklen ohne Eisprung
- Starke Menstruationsblutungen
- Lange Menstruationsblutungen
- Kurze Menstruationszyklen
- Zyklusstörungen verschiedenster Art
- Eierstockzysten - Ovarialzysten
- Myome
- Endometriose
- Unfruchtbarkeit

Beschwerden des Hormonsystems

- Schilddrüsenunterfunktion - Hypothyreose
- Probleme bei der Blutzuckerregulierung
- Störungen der Nebennierenhormone

Stoffwechsel-Störungen

- Stoffwechselschwäche
- Gewichtszunahme
- Völlegefühl
- Heißhunger auf Süßes
- Vermehrtes Bauchfett

Herz-Kreislauf-Beschwerden

- Wasser- Einlagerungen (Ödeme)
- Kalte Füße
- Kalte Hände
- Bluthochdruck
- Erhöhtes Schlaganfall-Risiko
- Erhöhtes Herzinfarkt-Risiko

Haut-Probleme

- Trockene Haut
- Trockene Augen
- Trockene Schleimhäute
- Hautausschläge
- Haarausfall
- Bartwuchs

Probleme des Bewegungsapparates

- Osteoporose
- Gelenkbeschwerden

Krebs

- Brustkrebs
- Gebärmutterschleimhaut-Krebs - Endometriumskrebs
- Eierstockskrebs - Ovarialkarzinom

Verschiedene Beschwerden

- Erschöpfung
- Erhöhte Blutgerinnung
- Hitzewallungen
- Allergieneigung
- Störungen des Immunsystems
- Gallenblasenstörungen
- Beschleunigtes Altern

In den folgenden Kapiteln werden die einzelnen Symptome genauer erläutert.

PMS - Prämenstruelles Syndrom

Über die Hälfte aller Frauen leidet mehr oder weniger stark unter dem prämenstruellen Syndrom (PMS). Besonders Frauen über dreißig sind von diesem Problem betroffen.

Wie der Name schon sagt, kommt es beim Prämenstruellen Syndrom vor der Menstruationsblutung zu einer Vielzahl von Gesundheitsstörungen (prä = vor, menstruell = in Bezug auf die Monatsblutung, Syndrom = Krankheitsbild mit vielen Symptomen).

Bei manchen Frauen sind nur wenige Tage direkt vor der Periodenblutung betroffen, andere leiden zwei Wochen und mehr unter verschiedensten Symptomen. Meistens verlängert sich der problematische Zeitraum im Laufe der Jahre.

Symptome bei PMS

Bei PMS kann es zu bis zu hundert verschiedenen Symptomen kommen. Die Beschwerden beim prämenstruellen Syndrom sind nahezu die gleichen wie die Symptome der Östrogen-Dominanz. Da wir letztere hier schon ausgiebig aufgelistet haben, wird hier nicht auf jedes PMS-Symptom einzeln eingegangen.

Die typischsten Beschwerden beim prämenstruellen Syndrom sind:

- Reizbarkeit, Stimmungsschwankungen
- Migräne-Kopfschmerzen
- Empfindlich geschwollene Brüste
- Gewichtszunahme durch Wassereinlagerung am Bauch
- Heißhunger auf Süßes
- Müdigkeit

Ursachen des PMS

Die genauen Ursachen für PMS sind bis heute nicht vollständig geklärt.

Es spricht jedoch vieles dafür, dass eine Östrogen-Dominanz ein wesentlicher Verursacher des prämenstruellen Syndroms ist.

Andere mögliche Ursachen von PMS gelten auch als Ursachen einer Östrogendominanz, sodass man auch von gemeinsamen Ursachen sprechen kann.

Folgende Faktoren gelten als mögliche Ursachen des prämenstruellen Syndroms:

- Östrogendominanz
- Progesteronmangel
- Genetische Faktoren
- Zyklen ohne Eisprung
- Emotionaler Stress
- Ernährungsfehler
- Vitamin- und Spurenelemente-Mangel
- Starkes Übergewicht
- Bewegungsmangel
- Jahreszeitlich bedingter Lichtmangel
- Probleme mit dem monatlichen Rhythmus

Monatsrhythmus ins Leben integrieren

Nahezu alle der genannten Ursachen für PMS sind auch Ursachen für die Östrogendominanz.

Eine Sonderrolle spielt jedoch der Monatsrhythmus und die Schwierigkeiten, das Leben an den Monatsrhythmus anzupassen.

Heutzutage wird von Frauen wie Männern erwartet, jederzeit gleichbleibend leistungsfähig und aktiv zu sein. Bestenfalls am Wochenende oder im Jahresurlaub darf man es etwas ruhiger angehen lassen.

Doch Frauen haben einen internen Rhythmus, der in etwa den Mondzyklen entspricht. Dieser Rhythmus manifestiert sich mithilfe der Hormone in Körper und Seele.

Nach der Periodenblutung ist alles auf Wachstum ausgerichtet. Der Follikel beginnt heranzureifen, um ein Ei zu bilden. Auch die Gebärmutterschleimhaut fängt an zu wachsen.

Vergleichbar ist diese Phase mit dem Frühling und dem frühen Sommer, wenn die Aktivität allerorten neu beginnt und die Lebensfreude meist groß ist. In Hinblick auf die Mondphasen entspricht diese Zeit dem zunehmenden Mond.

In dieser Phase sind die meisten Frauen besonders leistungsfähig und aktiv. Sie neigen auch weniger zu körperlichen Beschwerden.

Der Eisprung stellt den Höhepunkt des Monatszyklus dar.

Er entspricht dem Vollmond oder dem Hochsommer. Aktivität und Lebensfreude sind meistens besonders stark ausgeprägt. Auch die Fruchtbarkeit und die Libido haben einen Höhepunkt erreicht.

Nach dem Eisprung bereitet sich der Körper darauf vor, entweder eine Schwangerschaft zu erleben, oder den Zyklus mit einer Blutung abzuschließen. Für beide Fälle ist es sinnvoll, nach innen zu gehen, um Kraft zu tanken.

Jahreszeitlich entspricht diese Phase dem Herbst und als Mondphase dem abnehmenden Mond.

Im Herbst lässt die Aktivität im Freien allmählich nach und man hält sich wieder mehr drinnen auf. Gemütliche warme Suppen und Spieleabende mit der Familie passen gut in diese Phase.

Die Periodenblutung entspricht schließlich dem Winter oder dem Neumond. Der Rückzug nach Innen ist in dieser Phase besonders stark ausgeprägt.

Bei vielen Naturvölkern war es früher üblich, dass sich die Frauen während Ihrer Periodenblutung in eine extra Hütte zurück zogen. Sie gingen in der Zeit stark nach innen und waren ganz für sich. Keine Alltagsverpflichtungen hielten sie auf Trab, sondern die Tage gehörten ganz ihnen.

Heutzutage wird von jeder Frau erwartet, dass sie jederzeit zur Verfügung steht und gleichbleibend schnell und effektiv funktioniert.

Ein monatlicher Rückzug nach innen wird meistens weder vom Arbeitgeber noch von der Familie toleriert.

Dieser Zwang zur permanenten Leistungsfähigkeit führt dann bei vielen Frauen zum prämenstruellen Syndrom.

Die Frauen dürfen oder wollen nicht auf ihren Körperrhythmus hören und darauf reagieren Körper und Seele mit zahlreichen Beschwerden.

Diese Beschwerden sorgen dann dafür, dass sich die betroffene Frau unfreiwillig etwas zurück zieht. In schweren Fällen von PMS ist die betroffene Frau nicht mehr arbeitsfähig.

So erreicht PMS, was sich die Frau in gesundem Zustand nicht erlauben könnte. Doch der Preis ist hoch, denn die PMS-Beschwerden können sehr unangenehm sein.

In vielen Fällen kann das prämenstruelle Syndrom erheblich gelindert werden, wenn es einer Frau gelingt, die Leistungsschwankungen des Monatszyklus in ihr Leben einzubauen.

Behandlung des PMS

Das prämenstruelle Syndrom kann man im Prinzip genau so behandeln wie die Östrogen-Dominanz.

Außer der Gabe von natürlichem Progesteron und pflanzlichen Hormonen kann es helfen, sich mehr zu bewegen, häufiger an die frische Luft zu gehen und die Ernährung umzustellen.

Detaillierte Informationen über die Behandlung der Östrogendominanz finden Sie auf Seite 110.

Bei der PMS-Behandlung braucht man häufig relativ hohe Dosen an Progesteron. Vor allem in den letzten Tagen vor der Blutung kann es manchmal nötig sein, tagsüber eine zusätzliche Behandlung durchzuführen.

Auch eine innerliche, sublinguale Behandlung mit Progesteron kann in machen Fällen hilfreich sein. Bei der sublingualen Anwendung wird eine Progesteron-Kapsel nicht heruntergeschluckt, sondern aufgebissen und unter der Zunge von der Mundschleimhaut aufgenommen. Durch diese sublinguale Anwendung wird das Progesteron schneller und in größerer Menge in den Blutkreislauf aufgenommen, weil das Verdauungssystem umgangen wird.

Wechseljahre - Klimakterium - Menopause

Selbst Frauen, die in ihren jungen Jahren keine Probleme mit einer Östrogendominanz hatten, begegnen ihr meistens zu Beginn der Wechseljahre. Bei vielen Frauen hält die Problematik der Östrogendominanz sogar bis weit jenseits der Menopause an, in einem Alter, wenn man normalerweise annimmt, dass Probleme eher durch einen zu niedrigen Östrogenspiegel verursacht werden.

Die Wechseljahre gliedern sich in mehrere Phasen, die von Frau zu Frau sehr unterschiedlich verlaufen können.

Viele Frauen erleben die Wechseljahre als völlig beschwerdefrei, andere haben leichte Beschwerden und wieder andere leiden unter ganz massiven Beeinträchtigungen ihrer Gesundheit.

Prämenopause

Die Prämenopause ist die Vorphase der Wechseljahre. Sie beginnt häufig schon mit etwa 40 Jahren und kann sich mehrere Jahre lang hinziehen.

Der Beginn der Prämenopause ist meist schleichend. Aufmerksame Beobachterinnen können oft schon mit 35 erste Anzeichen der Prämenopause an sich wahrnehmen.

Viele Beschwerden, die Frauen ab 35 das Leben schwer machen, hängen mit der Prämenopause zusammen. Sie werden jedoch oft nicht als solche erkannt, weil viele Frauenärzte sich scheuen, schon früh von Wechseljahren zu sprechen. Das hat zur Folge, dass viele Frauen um die 40 denken, sie seien unerklärlich krank. Sie pilgern dann von einem Arzt zum nächsten und landen nicht selten sogar im Krankenhaus, obwohl sie "nur" unter einem hormonellen Ungleichgewicht leiden.

In der Prämenopause lässt allmählich die Leistungsfähigkeit der Eierstöcke nach. Nicht mehr jeder Zyklus wird durch einen Eisprung gekrönt.

Wenn der Eisprung ausbleibt, wird auch kaum Progesteron gebildet. So kommt es zu einer Östrogendominanz, die von Monat zu Monat stärker werden kann.

Die meisten Beschwerden der Prämenopause entsprechen daher ziemlich genau den Symptomen der Östrogen-Dominanz, z.B. Reizbarkeit, Bauchschwellungen, Heißhunger, Brustspannen, Zyklusstörungen und mehr.

Hinzu kommen oft die ersten Hitzewallungen, das typischste Kennzeichen der Wechseljahre.

Frauen, die schon zuvor an PMS gelitten haben, erscheint die Prämenopause oft wie ein dauerhafter PMS-Zustand.

Frauen, die vorher keine hormonell bedingten Beschwerden hatten, werden von den Beschwerden manchmal auf erschreckende Weise gleichsam überfallen.

Es gibt jedoch auch zahlreiche Frauen, die die Prämenopause ganz ohne Beschwerden erleben und nicht einmal merken, dass sie sich in dieser Phase der Wechseljahre befinden.

Die Prämenopause kann unterschiedlich lange dauern. Manche bemerken sie überhaupt nicht, andere erleben sie etwa ein Jahr lang und bei wieder anderen zieht sich diese Phase bis zu zehn Jahre lang hin.

Da in der Prämenopause der Progesteronmangel und somit die Östrogendominanz das Hauptproblem darstellt, liegt auch die nötige Behandlung bei der Behandlung der Östrogendominanz. Diese Behandlung setzt sich aus Naturheilmethoden, Ernährung, Bewegung und eventuell natürlichem Progesteron zusammen.

Perimenopause

Die Phase rund um die letzte Periodenblutung wird Perimenopause genannt. Meistens dauert die Perimenopause etwa zwei Jahre. Die Perimenopause kann sich schleichend aus der Prämenopause entwickeln oder auch zeitlich mit ihr überlappen.

In dieser Phase kommt es häufig zu besonders intensiven Beschwerden.

Die Monatsblutungen werden meistens sehr unregelmäßig. Es kann auch zu längeren Pausen zwischen den einzelnen Blutungen kommen.

Außer der Progesteron-Produktion lässt in dieser Phase auch die Östrogen-Produktion allmählich nach.

Doch trotz niedrigem Östrogenspiegel kann es weiterhin zu einer Östrogen-Dominanz kommen. Dies ist dann der Fall, wenn das Progesteron noch stärker zu wenig ist als das Östrogen.

Man leidet dann also unter den Beschwerden durch Östrogenmangel und gleichzeitig unter Beschwerden durch Östrogendominanz.

Das mag zunächst paradox klingen, ist aber eigentlich logisch, wenn man bedenkt, dass es bei der Östrogen-Dominanz nicht um einen erhöhten Östrogenspiegel geht, sondern um ein relatives Zuviel im Vergleich zum Progesteron.

In der Perimenopause verstärken sich meistens die Hitzewallungen.

Auch Schweißausbrüche und Schlafstörungen werden bei vielen Frauen stärker.

Alle anderen möglichen Beschwerden der Prämenopause treten weiterhin oder verstärkt auf.

Auch diese Phase der Wechseljahre kann ganz ohne Beschwerden verlaufen.

Bei den Frauen mit Beschwerden können diese unterschiedlich stark ausgeprägt und auch sehr verschieden sein.

Als Behandlung in der Perimenopause reichen Naturheilmethoden oder natürliches Progesteron häufig aus.

Nur manche Frauen brauchen zusätzlich eine Behandlung mit natürlichen Östrogenen, am besten niedrig dosiertes Östriol, das sanfteste der körpereigenen Östrogene. Auch Phytoöstrogene können in der Perimenopause manchmal hilfreich sein.

Menopause

Die Menopause im engeren Sinne ist der Zeitpunkt der letzten Periodenblutung. Natürlich weiß man während dieser Blutung nicht, dass es diesmal die letzte ist.

Erst ein Jahr nach dieser letzten Blutung kann man sicher sein, dass die Zeit der Blutungen vorbei ist.

Abstände von bis zu einem halben Jahr und länger können in der Perimenopause normal sein. Danach kann es sogar wieder eine Phase mit regelmäßigen Blutungen geben.

Die Menopause liegt zeitlich mitten in der Perimenopause, denn letztere ist ja so definiert, dass sie ein Jahr vor und ein Jahr nach der letzten Blutung liegt.

Im Durchschnitt findet die Menopause bei Frauen in den Industrieländern, also die letzte Blutung, mit 52 Jahren statt.

Sie kann aber auch schon mit 40 Jahren stattfinden. Nur wenn sie vor 40 stattfindet, spricht man von einer vorzeitigen Menopause.

Da man häufig auch die gesamten Wechseljahre als Menopause bezeichnet, kommt es oft zu Verwirrungen, was den Beginn der Wechseljahre angeht.

Der eigentlichen Menopause, also der letzten Blutung, gehen ja normalerweise etliche Jahre der Wechseljahre voraus.

Es ist also ein Fehlschluss, wenn man annimmt, dass die Wechseljahre im Durchschnitt mit 52 Jahren beginnen, was man immer wieder zu hören bekommt. Mit durchschnittlich 52 Jahren sind die Wechseljahre bei den meisten Frauen auf ihrem Höhepunkt.

Postmenopause

Die Postmenopause ist die Zeit nach der letzten Blutung.

Da man ein Jahr warten muss, bis man weiß, ob eine Blutung die letzte war, erfährt man erst im Nachhinein, dass man schon ein Jahr lang in der Postmenopause ist.

Diese Phase dauert etwa zehn Jahre lang.

Die Produktion der Geschlechtshormone erlischt immer mehr. Der Körper gewöhnt sich allmählich an das neue Hormongleichgewicht.

Im Eierstock wird nahezu kein Progesteron und Östrogen mehr gebildet. In den Fettzellen und in den Nebennieren werden jedoch noch geringe Mengen beider Hormone gebildet.

Auch in der Postmenopause kann es noch zu einer Östrogendominanz kommen, obwohl der Östrogenspiegel meistens sehr niedrig ist.

In der Postmenopause werden häufig künstliche Östrogene verordnet, um einer Osteoporose vorzubeugen.

Zur Osteoporose-Vorbeugung eignet sich Progesteron jedoch meistens besser, weil Progesteron neue Knochensubstanz bilden hilft. Östrogen bremst nur den Abbau der Knochensubstanz und auch das nur einige Jahre lang.

Daher kann eine Progesteronbehandlung auch in der Zeit nach den Wechseljahren durchaus noch sinnvoll sein.

Seelische Beschwerden

Viele Beschwerden, die durch Östrogendominanz verursacht werden, liegen im seelischen Bereich.

Reizbarkeit

Unzählige Frauen kennen und fürchten es: Monat für Monat überkommt sie ein drängendes Gefühl des Zorns und der Reizbarkeit.

Schon bei Kleinigkeiten fahren sie empört auf und es kommt sogar häufig zu Tränen. Partner und Ehemänner der betroffenen Frauen kennen dieses Phänomen häufig schon aus leidlicher Erfahrung. Sie schütteln dann den Kopf und denken bei sich: es ist wieder soweit.

Reizbarkeit bei prämenstruellem Syndrom

In den nächsten Tagen werden die reizbaren Frauen ihre Periode bekommen. Die schlechte Laune ist ein deutliches Anzeichen, auf das man sich relativ gut verlassen kann.

Weil die Reizbarkeit immer pünktlich kurz vor der Monatsblutung auftritt, wird dieses Phänomen auch Prämenstruelles Syndrom (PMS) genannt. Zusammen mit der Reizbarkeit kommt es meistens noch zu Kopfschmerzen, allgemeinem Unwohlgefühl und Spannen in den Brüsten.

Reizbarkeit in den Wechseljahren

Frauen in den beginnenden Wechseljahren leiden unter dieser Reizbarkeit häufig sogar den ganzen Monat über. Die schlechte Laune beschränkt sich nicht mehr auf wenige Tage vor der Periodenblutung, sondern er ist zum Dauerzustand geworden.

Daher sind Frauen in den Wechseljahren auch von vielen gefürchtet.

Östrogen-Dominanz als Verursacher der Reizbarkeit

Diese reizbare Stimmung steht in engem Zusammenhang mit einer Östrogen-Dominanz.

Zu wenig Progesteron fließt im Blut, um die Stimmung auszugleichen.

Wenn es gelingt, den Hormonhaushalt auszugleichen, dann kann die Reizbarkeit verschwinden und der Vergangenheit angehören.

23

Aus einem Drachen wird so wieder ein freundlicher Mensch, mit dem man gerne zusammen ist. So profitieren nicht nur die Betroffenen selbst, sondern auch ihre Umgebung ganz stark davon, wenn man die Östrogen-Dominanz erfolgreich behandelt.

Stimmungsschwankungen

Bei Östrogen Dominanz kommt es nicht nur zu häufiger Reizbarkeit, sondern auch oft zu Stimmungsschwankungen. Eben noch war man fröhlich und guter Dinge, und plötzlich überkommt einen, ohne erkennbaren Grund, eine tiefe Traurigkeit. Dann wieder folgen Zorn und andere Stimmungen, deren Ursache man sich oft kaum erklären kann.

Solche Stimmungsschwankungen sind typisch für einen unausgeglichenen Hormonhaushalt. Manchmal schwankt die Stimmung sogar synchron zum jeweiligen Hormonspiegel.

Bei Frauen, die unter Östrogen-Dominanz leiden, gehören häufige Stimmungsschwankungen zum generellen Beschwerdebild.

Um die Stimmung wieder auszugleichen, sollte vor allem die Östrogen-Dominanz behandelt werden. Es gibt jedoch auch zusätzliche Möglichkeiten, um eine ausgeglichene Stimmung zu fördern.

Wichtig ist vor allem ein entspannter Lebensrhythmus. Wer viel Stress hat, ist auch viel leichter wechselnden Stimmungen unterworfen. Nehmen Sie sich also so oft wie möglich ein paar ruhige Stunden ganz für sich, Zeit in der Sie sich verwöhnen, so wie Sie es am liebsten mögen.

Wichtig ist auch genügend und regelmäßiger Schlaf. Nur wer ausgeschlafen ist, kann sich den Anforderungen des Alltags mit voller Kraft stellen.

Stimmungsschwankungen können auch recht gut mit verschiedenen Kräutern gelindert werden.

Folgende Heilpflanzen eignen sich zur Behandlung von Stimmungsschwankungen:

- Johanniskraut
- Baldrian
- Melisse
- Passionsblume
- Lavendel

Weitere Informationen über diese Heilpflanzen finden Sie im Bereich "Heilpflanzen gegen verschiedene Beschwerden" auf Seite 135.

Depressionen

Östrogen-Dominanz kann die Entstehung von Depressionen fördern.

Natürlich ist Östrogen-Dominanz nicht die einzige mögliche Ursache für Depressionen. Auch kommen meistens mehrere Faktoren zusammen, bis sich eine ausgeprägte Depressionen entwickelt.

Aber Östrogen-Dominanz kann einer dieser Faktoren sein, und wenn außerdem noch andere Ursachen für Depressionen vorliegen, wie Veranlagung, Stress, traumatische Erlebnisse, dann kann möglicherweise die Östrogen-Dominanz der entscheidende Faktor sein, der aus leichten Verstimmungen eine richtige Depression werden lässt.

Wenn man unter PMS oder Wechseljahrsbeschwerden leidet, kommt häufig eine leichte depressive Verstimmung hinzu. Oft äußert sie sich nur durch eine gewisse Antriebsschwäche. Dies muss noch lange keine behandlungsbedürftige Depression sein, das Leben wird dennoch von dieser trüben Stimmung deutlich beeinträchtigt.

Daher ist es wichtig, die Östrogen-Dominanz sorgfältig zu behandeln. Manch leichte Depression kann dadurch schon zum Verschwinden gebracht werden.

In schweren Fällen muss die Depression selbstverständlich auch als Haupterkrankung behandelt werden. Dazu eignet sich psychotherapeutische Behandlung und auch zahlreiche Medikamente stehen zur Verfügung. Bei Serotonin-Wiederaufnahmehemmern muss unbedingt beachtet werden, dass man sie nur einnimmt, wenn man in regelmäßigem Kontakt mit dem behandelnden Facharzt steht. Sonst kann sich, vor allem zu Beginn der Behandlung, der Antrieb deutlich schneller erholen als die Stimmung, so dass die Suizidgefahr erhöht ist.

Leichte bis mittlere schwere Depressionen kann man häufig auch mithilfe der Naturheilkunde in den Griff bekommen. Das beliebteste und am besten untersuchte Naturheilmittel gegen Depressionen ist das Johanniskraut.

Die Wirkung von Johanniskraut wurde in zahlreichen Studien bestätigt. Wenn man außerdem andere Medikamente einnimmt, sollte man die

Beipackzettel sorgfältig studieren, denn Johanniskraut steht mit einigen Medikamenten in einer Wechselwirkung.

Ängste

Durch eine Östrogen-Dominanz können schwerwiegende Ängste ausgelöst oder verstärkt werden.

Oft handelt es sich dabei völlig irrationale Ängste, bei denen man überhaupt nicht versteht, warum diese Ängste plötzlich auftreten.

In den Wechseljahren kommen natürlich auch oft Ängste über das Altern hinzu. Das Aussehen ist oft schlagartig weniger jugendlich und vor allem Frauen, die als sehr hübsch gelten müssen sich dann ganz neu in der Welt orientieren, wenn ihr Äußeres nicht mehr ihr bester Trumpf ist.

Die Ängste können sich jedoch auch als Panikanfälle äußern, die ganz plötzlich ohne Vorwarnung auftreten können.

Mit einer erfolgreichen Östrogendominanz-Behandlung kann man wenigstens die hormonelle Verstärkung der Ängste lindern.

Mit Johanniskraut und Baldrian kann man die Ängste zusätzlich abschwächen.

In schweren Fällen sollte man sich nicht scheuen, einen Psychotherapeuten aufzusuchen.

Unruhe

Verursacht durch eine Östrogen-Dominanz leiden viele Frauen unter ausgeprägter Unruhe.

Diese Unruhe geht oft einher mit Reizbarkeit und Stressgefühlen. Auch Schlaflosigkeit ist häufig mit der Unruhe verbunden.

In den Wechseljahren ist eine ausgeprägte Unruhe häufig an Hitzewallungen gekoppelt. Die Betroffenen verspüren häufig zunächst eine Unruhe, dann steigt eine unbeschreibliche Hitze in ihnen auf und es entsteht der Drang auf zu springen, umher zu rennen und manchmal auch Aggressionen auszuleben.

Eine Behandlung der Östrogen-Dominanz kann diese Unruhe in vielen Fällen zum verschwinden bringen.

Neurologische Beschwerden

Östrogendominanz kann zahlreiche Beschwerden des Nervensystems hervorrufen.

Kopfschmerzen -Migräne

Kopfschmerzen können sehr viele Ursachen haben.

Bei Frauen ist ein häufiger Auslöser für Kopfschmerzen ein hormonelles Ungleichgewicht, sprich eine Östrogen-Dominanz.

Diese Art von Kopfschmerzen tritt verstärkt rund um die Periodenblutung auf. Bei manchen quält sie die Betroffenen vor der Blutung, bei anderen währenddessen oder in den Tagen danach.

Zu Beginn der Wechseljahre können die hormonbedingten Kopfschmerzen zu jedem Zeitpunkt des Zyklus auftreten.

Die Betroffene merkt nur, dass sie auf einmal deutlich häufiger Kopfschmerzen hat.

Die Kopfschmerzhäufigkeit kann erheblich zurückgehen, wenn die Östrogen-Dominanz erfolgreich behandelt wird.

Vorbeugung gegen Kopfschmerzen

Zusätzlich kann man gegen Kopfschmerzen durch einige Maßnahmen vorbeugen.

Hierbei ist es wesentlich, dass man Verspannungen im Schulter und Nackenbereich möglichst gering hält.

Haltungsfehler vermeiden

Wichtig ist daher, dass man bei Büroarbeit möglichst viel aufrecht sitzen kann. Daher sollte der Bildschirm sich etwa auf Augenhöhe befinden.

Für das Lesen von Schriftstücken und Büchern empfiehlt sich die Anschaffung eines Lesepultes. Dann muss man sich nicht so stark über das Schriftstück beugen.

Auch die Qualität und Positionierung des Schreibtischstuhls spielt eine entscheidende Rolle. Die Füße sollten bequem den Boden erreichen. Der Rücken sollte beim Anlehnen an die Rückenlehne eine angenehme aufrechte Position haben. Die Unterarme sollten locker und bequem auf dem Schreibtisch aufliegen können, wenn man aufrecht sitzt.

Wenn man besonders klein oder groß ist, könnte ein höhenverstellbarer Schreibtisch sinnvoll sein.

Verspannung durch Kälte

Der Nacken verspannt sich auch sehr leicht durch Kältereize. Dann ziehen sich die Schultermuskeln fast unmerklich zusammen und geraten so nach und nach in einen Krampfzustand. Die Muskeln von Schultern und Nacken verspannen sich immer mehr, so dass es leicht zu Spannungs-Kopfschmerzen kommen kann.

Gegen diese kältebedingte Verspannung kann es helfen, wenn man einen leichten Schal oder einen Rollkragen trägt.

Ist die Verspannung erst einmal vorhanden, helfen Wärmeanwendungen.

Dazu gehören warme Gelpacks, Nackenheizkissen und wärmende Rheumasalben.

Massage lindert Verspannungen

Sehr hilfreich gegen alle Arten von Verspannung kann auch eine Massage sein. Für eine tief greifende, spezifische Massage braucht man einen Fachmann, doch zur einfachen Entspannung reichen auch die liebevollen Hände des Partners oder von Freunden.

Konzentrationsstörungen

Schwierigkeiten bei der Konzentration sind eine typische Begleiterscheinung einer Östrogen-Dominanz.

Häufig geschieht es, dass man sich nicht auf seine Arbeit konzentrieren kann. Mit den Gedanken ist man ständig ganz woanders. Auch wenn man sich große Mühe gibt, schweifen die Gedanken ständig ab. Für seine Arbeit braucht man deutlich länger als man es von sich gewöhnt ist.

Auch das Lesen von Büchern fällt schwerer, vor allem, wenn es sich um anspruchsvolle Inhalte handelt.

Diese Konzentrationsstörungen sind typisch für eine Östrogen-Dominanz. Das unausgeglichene Hormonsystem erschwert es, klare Gedanken zu fassen und sich zu konzentrieren.

Die Behandlung der Östrogen-Dominanz kann die Gedanken schnell wieder ordnen und in klare Bahnen bringen.

Um diesen Vorgang zu unterstützen, kann man auch Heilpflanzen anwenden, die die Konzentration stärkeren.

Folgende Heilpflanzen eignen sich zur Stärkung der Konzentration:

- Ginkgo
- Lavendel
- Rosmarin

Weitere Informationen über diese Heilpflanzen finden Sie im Bereich "Heilpflanzen gegen verschiedene Beschwerden" auf Seite 135.

Gedächtnisstörungen

Es kann eine erschreckende Erfahrung sein, wenn man feststellt, dass man auf einmal immer wieder wichtige Dinge vergisst.

Es kann sehr ärgerlich sein, wenn man alltägliche aber dringende Aufgaben verschwitzt. Dies kann der Einkaufszettel sein, den man zuhause liegen lässt oder man vergisst einen wichtigen Termin.

Auch kann es vorkommen, dass man auf bestimmtes Wissen plötzlich nicht mehr zugreifen kann. Dabei weiß man oft ganz genau, dass man dieses oder jenes eigentlich wissen müsste.

Wenn solche Gedächtnisstörungen häufiger vorkommen, kann dies sehr erschreckend sein.

Hört und liest man doch ständig, dass Alzheimer auf dem Vormarsch ist und wie schrecklich eine Demenz sein kann. Doch wenn Sie eine Frau sind und noch unter 60, ist die Wahrscheinlichkeit sehr hoch, dass ihre Gedächtnisstörungen durch eine Östrogen-Dominanz verursacht werden.

Sobald die Östrogen-Dominanz erfolgreich behandelt wird, bessert sich auch das Gedächtnis wieder. Man fühlt sich um Jahrzehnte verjüngt.

Zusätzlich zur Behandlung der Östrogen-Dominanz, können Sie auch mithilfe von Heilpflanzen Ihr Gedächtnis stärken.

Folgende Heilpflanzen stärken das Gedächtnis:

- Ginkgo

Weitere Informationen über diese Heilpflanzen finden Sie im Bereich "Heilpflanzen gegen verschiedene Beschwerden" auf Seite 135.

Schlaflosigkeit

Viele Frauen, die eine Östrogen-Dominanz haben, leiden auch unter Schlaflosigkeit.

Selbst wenn sie früher schlafen konnten wie ein Bär, liegen sie auf einmal lange wach, bis sie endlich einschlummern können.

Der Schlaf ist häufig unruhig, und sie wachen mehr oder weniger häufig wieder auf.

Manchmal entstehen sogar längere Schlaf-Lücken mitten in der Nacht. Eben noch hat man selig geschlummert, und auf einmal liegt man wach im Bett und wälzt sich von einer Seite auf die andere.

Wenn solche Schlaflücken länger andauern, kann es hilfreich sein, wenn man aufsteht und etwas entspannendes tut. Erst wenn man wieder richtig müde ist, legt man sich wieder ins Bett um einzuschlafen.

Dieses Aufstehen ist wichtig, damit sich der Organismus nicht zu sehr daran gewöhnt, sich schlaflos im Bett herum zu wälzen.

Die wichtigste Maßnahme um eine Schlaflosigkeit durch Östrogen Dominanz zu behandeln, ist die Behandlung der Östrogen-Dominanz.

Die Schlaflosigkeit kann jedoch auch durch zahlreiche ergänzende Maßnahmen gelindert werden.

Für einen gesunden und tiefen Schlaf gibt es einige Grundregeln zu beachten.

Regelmäßigkeit: am besten geht man immer zur gleichen Zeit ins Bett. Dann gewöhnt sich der Körper daran, zu dieser Zeit müde und schlafbereit zu sein.

Ruhe vor dem Einschlafen: ein bis zwei Stunden bevor man ins Bett geht, sollte man nichts aufregendes mehr tun. Spannende Filme sind ebenso tabu wie Gespräche über schwierige Themen. Auch die Bettlektüre sollte möglichst nicht spannend sein.

Bettgeh-Rituale: um Körper und Seele auf die Nachtruhe einzustimmen, hat es sich bewährt, ein regelmäßiges Gute-Nachtritual einzuhalten. Wie dieses Ritual gestaltet ist, hängt von den eigenen Vorlieben ab. Ein heißer Schlaftee mit Honig kann helfen, bei manchen helfen kalte Fußbäder, bei anderen wiederum warme Fußbäder.

Folgende Heilpflanzen helfen, zu einer guten Nachtruhe zu finden:

- Baldrian
- Lavendel
- Melisse
- Passionsblume

Wichtig!

Auf Hopfen sollte man verzichten, wenn man eine Östrogen-Dominanz hat.

Hopfen enthält nämlich eine Menge Östrogene. Außerdem enthält er Substanzen, die die körpereigene Produktion von Progesteron hemmen.

Viele Schlaf- und Nerven-Tees oder Beruhigungs-Dragees enthalten unter anderem Hopfen. Daher sollte man sorgfältig darauf achten, ob ein Präparat Hopfen enthält oder nicht. Auf hopfenhaltige Mittel sollte man möglichst verzichten.

Schwindelanfälle

Häufig werden Schwindelanfälle durch Östrogen-Dominanz verursacht.

Der Schwindel kann die Betroffenen nahezu überall überfallenen, und er kann sich auch sehr unterschiedlich anfühlen. Manchmal fühlt sich solch ein Schwindel so ungewohnt an, dass man ihn zunächst für eine Panikattacke halten könnte.

Der Schwindel kann sich als Drehschwindel äußern oder wie ein Seitwärtsschwindel, bei denen das Gefühl für das Gleichgewicht gestört wird.

Auch wenn ein gelegentlicher Schwindel eigentlich nichts Schlimmes darstellt, können ständige Schwindelzustände das Leben erheblich beeinträchtigen. Man fühlt sich nämlich nicht mehr sicher auf den Beinen und traut sich manchmal kaum noch aus dem Haus.

In vielen Fällen können die Schwindelanfälle verschwinden, wenn die Östrogen-Dominanz erfolgreich behandelt wird.

Beschwerden der Fortpflanzungsorgane

Die Fortpflanzungsorgane sind besonders stark von einer Östrogendominanz betroffen.

Brustspannen - Mastopathie

Der Übergang vom Mädchen zur Frau beginnt meistens durch ein spannungsvolles Schmerzgefühl im Bereich der künftigen Brüste. Dieses Spannen ist bei vielen Mädchen ein untrügliches Zeichen für den Beginn der Pubertät. Es geht dem Wachstum der Brüste voraus.

Sobald die Brüste einmal ausgewachsen sind, lässt das Spannungs-Gefühl in ihnen meistens vollständig nach.

Erst zu Beginn einer Schwangerschaft tritt es wieder auf, denn dann müssen sich die Brüste auf die Milchproduktion vorbereiten.

Ansonsten ist Brustspannen jedoch eigentlich nicht vorgesehen.

Bei vielen Frauen spannen die Brüste aber Monat für Monat kurz vor ihrer Periodenblutung.

Frauen um die 40 erleben Brustspannen häufig sogar den ganzen Monat über.

Bei Frauen im fortpflanzungsfähigen Alter ist das monatliche Spannen einen Teil des prämenstruellen Syndroms.

Ab 35 kann dauerhaftes Spannen ein deutlicher Hinweis auf die einsetzenden Wechseljahre sein. Auch noch weit jenseits der 50 kann Brustspannen auftreten.

In allen Fällen ist Brustspannen ein Zeichen für eine Östrogen-Dominanz.

Umschläge zur Linderung des Brustspannens

Eine gewisse Linderungswirkung kann man mit kühlem Quarkumschlägen bewirken, doch diese Wirkung ist meistens nur vorübergehend.

Zum Verschwinden kann man das Brustspannen im Rahmen des prämenstruellen Syndroms oder der Wechseljahre nur durch eine tief greifende Behandlung der Östrogen-Dominanz bringen.

Brustknoten - Fibrozystische Mastopathie

Eine Östrogen-Dominanz kann die Ursache für Knoten in der Brust sein.

Dabei kommt es vor allem zu gutartigen Brustknoten, aber auch die Neigung zu Brustkrebs kann verstärkt werden.

Wenn sich regelmäßig immer wieder gutartige Knoten bilden, meist in Verbindung mit schmerzhaften Schwellungen, dann nennt man das fibrozystische Mastopathie.

Um die Gefahr eines Brustkrebses zu bannen, werden Brüste, die von fibrozystischer Mastopathie befallen sind, relativ häufig teilweise oder ganz amputiert.

Mithilfe von äußerlich angewandter Progesteroncreme kann eine fibrozystische Mastopathie in vielen Fällen innerhalb weniger Monate vollständig ausheilen. Dadurch kann eine Brustoperation dann vermieden werden.

Hinweis: Ein bereits vorhandener Brustkrebs kann natürlich nicht mithilfe von Progesteroncreme erfolgreich behandelt werden. Wenn ein Brustkrebs vorliegt, sollte man sich unbedingt fachärztlich behandeln lassen.

Mangelnde Libido

Eine Einschränkung der Libido gehört zu den besonders häufigen Folgen einer Östrogen-Dominanz.

Es kommt zu trockenen Vaginalschleimhäuten und die Betroffenen geraten kaum noch in Wallung.

Häufig glauben sie, dass etwas mit ihrer Partnerschaft nicht in Ordnung sein könnte oder gar dass sie psychisch krank sind, weil die Lust so auf sich warten lässt.

Dabei ist es in vielen Fällen ausschließlich die Östrogen-Dominanz, die die Libido verschwinden lässt.

Wenn die Östrogen-Dominanz erfolgreich behandelt wird, kehrt die Lust oft ganz von selbst wieder zurück.

Zyklen ohne Eisprung

Bei Östrogen-Dominanz kommt es häufig zu Monatszyklen ohne Eisprung. Solche Monate werden auch anovulatorische Zyklen genannt.

Durch die Östrogen-Dominanz und manchmal auch durch andere Ursachen, z.B. erhöhter ACTH-Spiegel (ein Hormon aus der Hypophyse), Stress, Kälte, Depressionen, Überlastung, Verletzungen oder Nebennierenschwäche, ist der Eierstock nicht in der Lage, ein Ei vollständig ausreifen zu lassen. Der Eisprung fällt aus.

In einem solchen Zyklus kann man naturgemäß nicht schwanger werden. Außerdem entsteht kein Gelbkörper im Eierstock. Daher kann auch kein Progesteron produziert werden, denn dieses wird vorwiegend von Gelbkörper erzeugt. Das Progesteron fehlt, um das Östrogen auszugleichen. Die Östrogen-Dominanz wird daher verstärkt.

Anovulatorische Zyklen sind also sowohl eine Ursache als auch eine Folge der Östrogen-Dominanz.

Wenn kein Eisprung stattfindet, entwickelt sich aus dem Follikel im Eierstock manchmal auch eine Zyste. Solch eine Zyste kann auch in folgenden Monaten den Eisprung verhindern, wenn sie sich nicht wieder zurückbildet.

Die Behandlung der Östrogen-Dominanz kann das Auftreten von Zyklen ohne Eisprung verringern und manchmal auch ganz verhindern.

Zu Beginn der Wechseljahre ist es jedoch normal, dass es zu anovulatorischen Zyklen kommt. Aber auch in dieser Lebensphase kann eine Östrogendominanz-Behandlung die Zyklen häufig wieder so in Schwung bringen, dass es für eine Weile wieder zum regelmäßigen Eisprüngen kommt. Eines Tages erlischt die Tätigkeit des Eierstocks jedoch vollständig. Das liegt in der Natur der Wechseljahre.

Kurze Menstruationszyklen

Wenn die Dauer eines Menstruationszyklus eher bei drei Wochen als bei vier Wochen liegt, wird dies häufig durch Zyklen ohne Eisprung verursacht.

Ohne Eisprung wird kein Progesteron gebildet und das signalisiert den Körper häufig, dass der Zyklus zu Ende ist. Darum beginnt die Menstruationsblutung dann vorzeitig. Dies ist jedoch nicht immer der Fall wenn kein Eisprung stattfindet. Der Körper macht oft was er will.

Wenn man jedoch häufig kurze Menstruationszyklen hat, ist das ein relativ starker Hinweis darauf, dass man in diesen Zyklen keinen Eisprung hat. In solchen Zeiten ist man meistens auch nicht fruchtbar.

Durch eine sorgfältige Behandlung der Östrogen-Dominanz kommt es meistens auch wieder zu Eisprüngen, somit dann auch zu längeren Zyklen und einer wiederhergestellten Fruchtbarkeit. Das gilt natürlich nur für die Zeit vor der Menopause.

Starke Menstruationsblutungen

Extrem starke Menstruationsblutungen können manchmal eine Folge einer Östrogen-Dominanz sein.

Zwar gibt es auch andere Ursachen für besonders starke Blutungen, beispielsweise Myome, aber wenn keine dieser anderen Ursachen vorliegt, kommen sehr starke Blutungen häufig durch Östrogen-Dominanz.

Extrem starke Menstruationsblutungen können dafür sorgen, dass man sich kaum noch aus dem Haus traut, weil keine der möglichen Hilfsmittel ausreicht, um ein Durchbluten der Kleidung zu verhindern.

Wenn es häufig zur solch starken Blutungen kommt, dann kann dadurch auch ein Eisenmangel entstehen. Eisenmangel hat Schwäche, Infektanfälligkeit und Störungen bei der Wundheilung zur Folge. Er sollte daher unbedingt sorgfältig behandelt werden.

Wenn starke Menstruationsblutungen durch eine Östrogen-Dominanz verursacht werden, dann gehen Sie im Allgemeinen zurück, wenn die Östrogen-Dominanz sorgfältig behandelt wird. Es kann einige Monate dauern, bis die vollständige Wirkung erzielt es, daher braucht man möglicherweise etwas Geduld.

Lange Menstruationsblutungen

Durch Östrogen-Dominanz und ihre Folgen, wie beispielsweise Eierstockzysten, kann es zu extrem lang andauernden Menstruationsblutungen kommen.

Dabei geht es nicht um Blutungen die eine Woche lang dauern, sondern um Blutungen, die sich über viele Wochen und Monate hinziehen können. Manchmal haben die Betroffenen den Eindruck, die Blutung würde wohl nie wieder aufhören wollen.

Auch wenn solche Dauerblutungen zahlreiche Ursachen haben können, beispielsweise auch Myome oder Krebs, werden sie jedoch in den meisten Fällen durch Eierstock-Zysten in Kombination mit Östrogen-Dominanz verursacht.

Natürliches Progesteron kann solche Blutungen in vielen Fällen zum Stocken bringen.

Die meisten Frauenärzte verschreiben bei solchen Dauerblutungen spezielle Gestagene, die auch meistens erfolgreich helfen. Sie haben aber erheblich mehr Nebenwirkungen als das natürliche Progesteron.

Zyklusstörungen verschiedenster Art

Die Störungen im Menstruationszyklus können so vielfältig sein, dass man sie kaum alle in einem Buch ausführlich beschreiben kann. Vor allem in den Wechseljahren macht der Menstruationszyklus geradezu was er will. Die Zyklen sind lang oder kurz, sie fallen für ein halbes Jahr vollständig aus und kommen dann überraschend wieder. Die Blutungen können stark, schwach, lang oder kurz sein.

Frauen in den Wechseljahren können sich auf ihrem Zyklus meistens gar nicht mehr verlassen.

Diese Zyklusstörungen hängen zum Teil mit der Östrogendominanz zusammen. Teilweise sind sie aber auch natürlicher Bestandteil der Wechseljahre. Der Körper stellt sich allmählich auf einen Leben jenseits der Menstruationszyklen ein.

Wenn die Zyklusstörungen nicht beunruhigend oder schmerzhaft sind, braucht man sich über Zyklus-Chaos in den Wechseljahren keine großen Sorgen machen. Diese Unregelmäßigkeiten können schon mit Mitte 30 beginnen.

Wenn man jedoch schon vor dem 35. Lebensjahr ausgeprägt unregelmäßige Zyklen hat, dann hängt dies oft mit einer Östrogendominanz zusammen. Wenn die Östrogendominanz behandelt wird, sollten die Unregelmäßigkeiten verschwinden. Falls dies nicht der Fall ist, sollte man seinen Frauenarzt zu Rate ziehen.

Eierstockzysten - Ovarialzysten

In den Eierstöcken entwickeln sich jeden Monat mehrere potentielle Eizellen zu Follikeln.

Nur eine davon reift vollständig heran und stößt ein befruchtungsbereites Ei aus. Das ist der eigentliche Eisprung.

Der zurückbleibende Gelbkörper produziert anschließend das Progesteron, das unter anderem das Heranreifen weiterer Eier verhindert.

Bei manchen Frauen, vor allem jenseits von 35 Jahren, gelingt der Eisprung uns bisher unbekannter Ursache nicht vollständig. Das Ei wird nicht ausgestoßen und stattdessen bläht sich der Follikel wie eine Art Blase auf. Dies ist eine kleine Eierstock-Zyste (Ovarialzyste). Diese Art der Zyste nennt man auch Follikelzyste.

In der Folge kann dann auch kein Progesteron produziert werden, weil kein richtiger Gelbkörper entstanden ist.

Es kommt also zu einem Progesteronmangel und dadurch auch zu einer Östrogendominanz.

Ein Zyklus ohne Eisprung kann also eine Ursache für die Östrogendominanz sein.

In den meisten Fällen bildet sich die Zyste bald wieder zurück.

Manchmal wächst die Zyste jedoch auch über mehrere Monate hinweg immer weiter an. In jedem Zyklus wirkt das luteinisierende Hormon (LH) auf die Zyste ein und lässt sie weiter anschwellen. Sie wird dann immer größer und kann verschiedene Beschwerden verursachen.

Zysten werden relativ häufig bis zu vier Zentimeter im Durchmesser, können aber auch größer als eine Orange werden.

Durch den Druck, den die Zyste auf das Gewebe ausübt, kann es zu Schmerzen im Bereich des Eierstocks kommen.

In manchen Fällen platzen die Zysten und entleeren ihren Inhalt in den Bauchraum. Dies führt zu plötzlichen stechenden Schmerzen. Diese Schmerzen können zwischen wenigen Minuten bis hin zu mehreren Tagen andauern. Ein ähnliches Phänomen ist auch der sogenannte Mittelschmerz, der beim Eisprung auftritt, wenn der platzende Follikel etwas blutet.

Das Platzen einer kleinen Zyste ist im Allgemeinen nicht gefährlich, wenn auch schmerzhaft. In den meisten Fällen reicht es, die Schmerzen zu behandeln, wenn es zu lange andauert. Bei ungeklärten heftigen Schmerzen im Unterleib sollte man jedoch immer schnellstmöglich einen Frauenarzt aufsuchen. Wenn man jedoch weiß, dass man zum Mittelschmerz neigt, braucht man nicht jedes Mal wieder erneut zum Arzt gehen.

Eierstockzysten können in manchen Fällen auch Periodenblutungen zur Folge haben, die nicht mehr aufhören. Es kann zu mehrere Monate lang andauernden Blutungen kommen.

Bei Bestehen einer Eierstockzyste ist die betroffene Frau im allgemeinen vorübergehend unfruchtbar, weil in dieser Zeit kein Eisprung erfolgt.

Zur Behandlung von Eierstockzysten kann man Progesteron einsetzen.

Progesteron stoppt eine eventuelle Dauerblutung meistens innerhalb von einer Woche.

Das Progesteron bremst außerdem die weitere Ausschüttung des Hormons LH. Dadurch wird zunächst das Wachstum der Zyste gebremst und im Verlauf von ein bis zwei Monaten verkümmert die Zyste in den meisten Fällen.

Die meisten der Betroffenen haben nur einmal im Leben eine Zyste.

Manche Frauen neigen jedoch zur Zystenbildung. Bei ihnen entstehen immer wieder neue Zysten. Einige Frauen bekommen auch schon in jungen Jahren ihre ersten Zysten.

Eine Östrogendominanz kann die Neigung zu Zysten verstärken. Das führt zu einem Teufelskreislauf, denn Zysten bewirken ihrerseits einen Progesteronmangel und eine Östrogendominanz.

Hormontherapien mit künstlichen Hormonen können Zysten hervorrufen. Das gilt sowohl für die Verhütung per Pille als auch für die Hormonersatz-Therapie in den Wechseljahren.

Auch Stress fördert vermutlich die Entstehung von Eierstockzysten. Ferner können Vorschädigungen am Eierstock, beispielsweise durch Eierstockentzündungen, die Neigung zu Zysten verstärken.

Eine andere Zystenart als die oben beschriebene ist die Corpus-luteum-Zyste. Bei dieser Art von Zyste bildet sich ein Gelbkörper (Corpus luteum), dann über einen längeren Zeitraum hinweg immer weiter Progesteron produziert. Diese Art von Zyste führt nicht zu einer Östrogendominanz, weil ja mehr als genug Progesteron vorhanden ist. Diese Zysten bilden sich im Allgemeinen von selbst wieder zurück.

Eine Endometriose (Wucherungen der Gebärmutterschleimhaut) kann noch eine andere Art von Zysten hervorrufen. Diese Art von Zysten enthält meistens bräunliche Abbauprodukte des Blutes. Daher werden diese Zysten auch Schokoladen-Zyste genannt.

Myome

Etwa ein Viertel aller Frauen im fortpflanzungsfähigen Alter hat ein oder mehrere Gebärmuttermyome.

Bei Myomen handelt es sich um gutartige Tumoren, die aus Muskelfasern und Bindegewebe bestehen.

Es sind runde Klümpchen in der Gebärmutterwand, im Innern der Gebärmutter oder außerhalb der Gebärmutter. Sie können unterschiedlich groß sein und auch mehrfach auftreten.

Das Wachstum von Gebärmuttermyomen wird durch Östrogen begünstigt. Das bedeutet, dass eine Östrogendominanz das Risiko erhöht, an einem Myom zu erkranken.

Viele Myome bleiben ohne Beschwerden. Eine Behandlung ist dann nicht erforderlich.

Myome können aber auch erhebliche Beschwerden verursachen. Die Art und Intensität der Beschwerden hängt von der Größe, Lage und Anzahl der Myome ab.

Typische Beschwerden bei Myomen, die innerhalb der Gebärmutter wachsen, können verlängerte oder besonders starke Monatsblutungen sein. In schlimmen Fällen kann es zu Blutungen kommen, die nicht mehr aufhören wollen.

Außerdem kann es zu Unterleibsschmerzen oder Rückenschmerzen kommen. Auch Verstopfung oder Blasenfunktionsstörungen können auftreten.

Einige Frauen, die unter einem oder mehreren Myomen leiden, sind unfruchtbar. Wenn es dennoch zu einer Schwangerschaft kommt, kann ein Myom in manchen Fällen den reibungslosen Verlauf der Schwangerschaft erschweren. Wie gefährlich ein Myom während einer Schwangerschaft ist, hängt vom jeweiligen Einzelfall ab und kann nur vom behandelnden Arzt beurteilt werden.

Die Behandlung eines Myoms hängt von seiner Beschaffenheit ab und ob es Beschwerden verursacht oder nicht.

Ein Myom ohne Beschwerden muss nicht behandelt werden. Es reicht, wenn es regelmäßig per Ultraschall überwacht wird.

Bei Beschwerden durch das Myom kommt eine Operation in Frage. Ob dabei die Gebärmutter erhalten werden kann, hängt auch wieder vom Einzelfall ab.

Durch die erfolgreiche Behandlung einer Östrogendominanz kann man der Entstehung von Myomen in gewissem Rahmen vorbeugen.

In günstigen Fällen verkleinern sich sogar vorhandene Myome, wenn man ausreichend Progesteron zuführt und die Östrogendominanz neutralisiert wird. Durch die Verkleinerung der Myome können eventuelle Beschwerden verschwinden.

Endometriose

Bei der Endometriose wandern Teile der Gebärmutterschleimhaut in Bereiche außerhalb der Gebärmutter.

Besonders häufig wandern diese Schleimhaut-Inseln in die Eileiter und rund um die Eierstöcke. Sie können aber den gesamten Bauchraum von innen besiedeln und in seltenen Fällen auch Bereiche außerhalb des Bauchraums.

Weil diese wuchernden Zellinseln der Gebärmutterschleimhaut (Endometrium) gleichen, wird die Erkrankung Endometriose genannt.

Die Inseln des Gebärmutterschleimhaut-Gewebes verhalten sich genau so wie die echte Gebärmutterschleimhaut, wenn die zyklus-steuernden Hormone auf sie einwirken. Das bedeutet, dass sich die Zellinseln im Laufe eines Menstruationszyklus mit Blut füllen und bluten, wenn die Menstruationsblutung beginnt.

Dies kann in vielen Fällen zu ausgeprägten Schmerzen führen. Die Schmerzen, die mit der Endometriose einhergehen, können die als normal betrachteten Periodenschmerzen erheblich übersteigen.

Meistens brauchen die Betroffenen relativ starke Schmerzmittel und krampflösende Mittel, um die Schmerzen der Endometriose auszuhalten. Die ausgeprägten Periodenschmerzen werden auch als "Dysmenorrhoe" bezeichnet.

Wenn die Periode besonders schmerzhaft verläuft, liegt der Verdacht nahe, dass eine Endometriose vorliegt.

In vielen Fällen verläuft die Endometriose auch schmerzlos und wird, wenn überhaupt, erst durch Untersuchungen aus anderer Ursache entdeckt.

Bei einer ausgeprägten Endometriose besteht häufig eine Unfruchtbarkeit. Das liegt möglicherweise daran, dass Samen und befruchtete Eier bei Frauen mit Endometriose als Fremdkörper betrachtet werden und daher abgestoßen werden.

Die genaue Ursache für Endometriose ist bisher weitgehend unbekannt.

Man vermutet jedoch, dass sie zumindest teilweise damit zusammenhängen könnte, dass heutzutage zwischen der ersten Perioden (Menarche) und der ersten Schwangerschaft sehr viel mehr Zeit vergeht als in früheren Zeiten.

Der weibliche Körper muss daher auch viel öfter den monatlichen Menstruationszyklus durchlaufen, bis er sich im Rahmen einer Schwangerschaft von diesem Zyklus "erholen" kann. Die Erholung bezieht sich natürlich nicht auf den gesamten Organismus der Frau, weil eine Schwangerschaft und Geburt ja auch sehr anstrengend sind. Aber der ewige Auf- und Abbau der Gebärmutterschleimhaut wird durch eine Schwangerschaft unterbrochen.

So hilft es auch häufig, wenn eine Frau, die unter Endometriose leidet, schwanger wird. Nach der Schwangerschaft bestehen die Probleme oft nicht mehr.

Als weitere mögliche Ursache kommt eine Östrogendominanz in Frage. Möglicherweise wirken sich sogar Umwelthormone, die schon vor der Geburt auf ein Mädchen einwirken so aus, dass sich die Gewebewucherungen bilden.

Häufig wird Frauen mit Endometriose die Pille verschrieben, um den Aufbau der Gebärmutterschleimhaut zu minimieren und die wuchernden

41

Zellen der Endometriose quasi auszutrocknen. Diese Behandlung hilft jedoch nicht sehr zuverlässig.

In besonders schweren Fällen werden die Wucherungen der Endometriose operativ entfernt, manchmal sogar durch eine Entfernung der Gebärmutter oder gar der Eierstöcke.

Eine Behandlung mit natürlichem Progesteron ist häufig erfolgreicher als die Behandlung mit der Pille. Eine Operation wird dann in vielen Fällen unnötig.

Unfruchtbarkeit

Vorübergehende Unfruchtbarkeit ist eine relativ häufige Folge einer Östrogendominanz.

Durch Zyklen ohne Eisprung und Eierstockzysten können viele Monate vergehen, ohne dass ein befruchtungsfähiges Ei entsteht.

In dieser Zeit kann es naturgemäß nicht zu einer Schwangerschaft kommen.

Wenn man gerne ein Kind haben will, ist es daher sehr wichtig, dass man eine eventuell vorliegende Östrogendominanz sorgfältig behandelt.

Zur Steigerung der Fruchtbarkeit werden häufig Östrogene verabreicht, was in manchen Fällen durchaus hilfreich sein könnte. Aber wenn die Unfruchtbarkeit durch eine Östrogendominanz hervorgerufen wird, sind zusätzliche Östrogengaben genau die falsche Maßnahme.

Eine Behandlung mit natürlichem Progesteron, geeigneten Kräutern, gesunder Ernährung und ausreichend Bewegung ist in diesen Fällen eine vielversprechende Möglichkeit, um endlich das ersehnte Kind zu empfangen.

Beschwerden des Hormonsystems

Die Östrogendominanz wirkt sich nicht nur auf die Geschlechtshormone aus, sondern auch auf andere Hormone des Körpers.

Noch längst sind nicht alle Wechselwirkungen zwischen zu starkem Östrogen und anderen Hormonen bekannt.

Doch von den teilweise verhängnisvollen Wechselwirkungen mit den Schilddrüsenhormonen, dem Insulin und den Nebennierenhormonen weiß man bereits Bescheid.

Dieses Wissen kann helfen, seinen Körper erheblich besser zu verstehen und unnötige Behandlungen zu vermeiden.

Das System der Wechselwirkungen zwischen den Hormonen ist relativ komplex und wirkt auf den ersten Blick manchmal sogar paradox. Das liegt unter anderem daran, dass die Hormone unterschiedlich wirken, je nachdem ob sie kurzzeitig oder langfristig wirken und wie stark sie erhöht oder erniedrigt sind.

Da die Forschung ständig Fortschritte macht, werden zu den nachfolgend vorgestellten Wechselwirkungen bestimmt noch neue Erkenntnisse hinzu kommen.

Schilddrüsenunterfunktion - Hypothyreose

Etwa ein Viertel aller Frauen vor und in den Wechseljahren ist von einer Schilddrüsenunterfunktion betroffen.

Oft fällt es schwer, diese Unterfunktion anhand von Laboruntersuchungen klar zu messen. Man spricht auch von einer latenten Schilddrüsenunterfunktion, wenn die Hormone T-3 und T-4 normal und nur das TSH erhöht sind.

Dennoch werden die Betroffenen oft als Schilddrüsenpatienten behandelt, vor allem, wenn die Symptome sehr ausgeprägt sind. Doch die Behandlungserfolge sind häufig unbefriedigend.

Das mag in vielen Fällen daran liegen, dass die Ursache des Problems nicht bei der Schilddrüse liegt, sondern bei einer Östrogendominanz.

Eine Östrogendominanz bewirkt häufig eine indirekte Schilddrüsenunterfunktion, auch wenn die Schilddrüse selbst problemlos funktioniert.

Das dominant wirkende Östrogen verhindert, dass die Schilddrüsenhormone (T-3 und T-4) im Körper richtig wirken können. Die Zellen können die Schilddrüsenhormone nicht vollständig verwerten, wenn eine Östrogendominanz vorliegt.

Das hat zur Folge, dass man unter den Symptomen einer Schilddrüsenunterfunktion (Hypothyreose) leidet, obwohl die Schilddrüse genügend Hormone produziert.

Messbar ist dieses Phänomen daran, dass der Spiegel des schilddrüsenstimulierenden Hormons (TSH) erhöht ist. Der Spiegel der eigentlichen Schilddrüsenhormone T-3 und T-4 ist in diesen Fällen normal.

Diese Konstellation der Messwerte erklärt sich dadurch, dass der Körper feststellt, dass ihm Schilddrüsenhormon fehlt. Daher wird vermehrt TSH ausgeschüttet, um die Schilddrüse zur verstärkten Hormonproduktion anzuregen.

Der Körper ist nicht in der Lage festzustellen, dass der Schilddrüsenhormon-Mangel in den Zellen nicht durch einen echten Mangel verursacht wird, sondern dadurch, dass die Körperzellen die vorhandenen Hormone nicht richtig verwerten können. Man kann sich dieses Phänomen ähnlich vorstellen wie die Insulinresistenz, von der in den letzten Jahren häufig berichtet wird.

Symptome einer Schilddrüsenunterfunktion

Bei einer Schilddrüsenunterfunktion laufen alle Stoffwechselvorgänge verlangsamt ab. Die gesamte Lebendigkeit wird sozusagen gebremst.

Die einzelnen Symptome bei einer Schilddrüsenunterfunktion können zahlreich sein.

- Gewichtszunahme
- Appetitlosigkeit
- Antriebsschwäche
- Leistungsminderung
- Müdigkeit
- Schwäche
- Frieren
- Depressive Stimmungen
- Gedächtnisschwäche

- Trockene Haut
- Raue Haut
- Raue Stimme
- Langsame Sprache
- Verstopfung
- Niedriger Blutdruck
- Schwellungen
- Schlechte Wundheilung

Nicht all diese Symptome treten bei jedem Menschen mit Schilddrüsenunterfunktion auf.

Typisch sind Gewichtszunahme, Schwäche und häufiges Frieren. In den Wechseljahren kann das Frieren jedoch durch Hitzewallungen und Schwitzen neutralisiert werden.

Besonders fatal ist die Wechselwirkung von Schilddrüsenunterfunktion und Depressionen. Die Schilddrüsenunterfunktion kann eine Depression verursachen und die Depression kann eine Schilddrüsenunterfunktion verursachen oder verstärken. So verstärken sich beide gegenseitig.

Behandlung einer östrogendominanz-bedingten Schilddrüsenunterfunktion

Üblicherweise werden zur Behandlung einer Schilddrüsenunterfunktion Schilddrüsenhormone verabreicht.

Wenn die Schilddrüsenunterfunktion jedoch durch die Östrogendominanz hervorgerufen wird, ist dies letztlich nicht unbedingt die sinnvollste Behandlungsmethode.

Die Gabe von natürlichem Progesteron verbessert die Verwertung der Schilddrüsenhormone durch die Körperzellen.

Wenn man Schilddrüsenhormone einnimmt, kann die Progesteronbehandlung zur Folge haben, dass die Schilddrüsenhormone plötzlich stärker wirken. Es kann zu den Symptomen einer Schilddrüsen-Überfunktion kommen.

Daher ist es wichtig, dass man den TSH-Spiegel und auch die anderen Schilddrüsenhormone regelmäßig ärztlich überwachen lässt, wenn man mit einer Progesteronbehandlung beginnt.

Die Schilddrüsenhormon-Medikamente können bei einer Progesteron-behandlung häufig reduziert werden. Manchmal können die Medikamente auch ganz weggelassen werden. Die Dosis der Schilddrüsenhormon-Medikamente muss unbedingt mit dem Arzt abgestimmt werden. Man sollte die Mittel nicht eigenmächtig reduzieren oder weglassen.

Nicht jede Schilddrüsenunterfunktion wird ganz oder teilweise durch Östrogendominanz verursacht. Die Schilddrüse kann auch ein eigenständiges Problem haben, z.B. bei Hashimoto- Thyreoiditis. In diesen Fällen ist eine Behandlung mit Schilddrüsenhormonen meistens unerlässlich.

Probleme bei der Blutzuckerregulierung

Insulin und Östrogen stehen miteinander in einer Wechselwirkung.

Östrogen fördert Schwankungen im Blutzuckerspiegel, das bedeutet, dass es die Bauchspeicheldrüse und das Insulin bei ihren Aufgaben behindert.

Die Folge davon ist ein wechselnder Blutzuckerspiegel, der manchmal zu hoch und oft zu niedrig ist.

Eine Östrogendominanz kann also auch noch die Beschwerden einer Unterzuckerung bewirken und die Entstehung eines Diabetes mellitus begünstigen.

Umgekehrt kann eine Insulinresistenz oder Diabetes eine Östrogendominanz verstärken. Im Fettgewebe, das eine häufige Folge der Insulinresistenz ist, wird nämlich unter anderem Östrogen gebildet.

So entsteht ein Teufelskreis von schlechter Blutzuckerregulierung und Östrogendominanz.

Progesteron hingegen verbessert die Kontrolle des Blutzuckers.

Eine Behandlung der Östrogendominanz mit natürlichem Progesteron, Heilpflanzen und Bewegung kann also einen stabileren Blutzuckerspiegel bewirken. Außerdem kann der Entstehung eines Diabetes entgegengewirkt werden.

Wenn man Probleme mit dem Blutzuckerspiegel hat, ist es immer auch wichtig, auf die Ernährung zu achten.

Süßigkeiten, Zucker und Nahrungsmittel mit kurzkettigen Kohlenhydraten (z.B. Rosinen) sollten möglichst vermieden werden.

Empfehlenswert sind hingegen Gemüse, die meisten Obstarten und Getreideprodukte. Wenn man es verträgt, sind Vollkornprodukte besser als Weißmehl-Produkte. Auch ein relativ hoher Proteingehalt der Nahrung gilt als empfehlenswert bei Problemen mit der Blutzuckersteuerung.

Unterzuckerung - Hypoglykämie

Die Neigung zur Unterzuckerung (Hypoglykämie) ist eine häufige Folge einer Östrogendominanz.

Bei einer Unterzuckerung befindet sich zu wenig Zucker (Glukose) im Blut.

Östrogen erschwert die Steuerung des Blutzuckerspiegels. So kann es häufiger zu einer Unterzuckerung kommen, wenn weitere Auslöser vorliegen.

Typische Auslöser für Hypoglykämie sind:

- Zu wenig Nahrungsaufnahme
- Schwere kohlenhydratreiche Mahlzeiten einige Stunden zuvor
- Zu intensiver Sport
- Starker Stress

Ein gesunder Mensch mit einer leistungsfähigen Bauchspeicheldrüse kann bei obigen Belastungen meistens ohne Probleme den Blutzuckerspiegel ausgleichen.

Wenn aber eine Östrogendominanz oder ein Diabetes im Vorstadium hinzukommen, kann eine Unterzuckerung auftreten.

Bei manchen Menschen kommt es sogar ohne starke Auslöser zu Unterzuckerungs-Zuständen.

Folgende Symptome sind typisch für eine leichte bis mittlere Unterzuckerung.

- Unruhe
- Schwindel
- Zittern
- Erschöpfung
- Heißhunger
- Ängste

- Kopfschmerzen
- Hautjucken

Bei häufigen, länger andauernden Unterzucker-Zuständen kann es auch zu langfristigeren Symptomen kommen:

- Depressionen
- Allergien
- Neurodermitis
- Rheumatoide Arthritis (Gelenkentzündung)
- Leistungsschwäche
- Persönlichkeitsveränderungen

Hochgradige Unterzucker-Zustände können sogar zu Krampfanfällen, Wahnzuständen, Koma bis hin zum Tod führen. Aber in dieser Schwere treten Unterzuckerungen meistens nur bei Patienten mit juvenilem Diabetes (Diabetes Typ 1) auf.

Eine akute, leichte Unterzuckerung kann man mithilfe von Traubenzucker oder einem zuckerhaltigen Getränk beheben. Dies ist jedoch nur eine Akutmaßnahme.

Häufiger Konsum von Zucker fördert nämlich die Neigung zu Hypoglykämie.

Das liegt daran, dass Zucker die Bauchspeicheldrüse zwingt, vermehrt Insulin auszuschütten, um den angestiegenen Blutzuckerspiegel wieder auszugleichen. Sobald der Blutzuckerspiegel ausgeglichen ist, bleibt häufig zu viel Insulin im Körper übrig. So kommt es infolgedessen wieder zu einem niedrigen Blutzuckerspiegel.

Generell ist es sinnvoll, sich ausgewogen zu ernähren, wenn man zu Unterzucker-Zuständen neigt.

Auch die Behandlung einer möglicherweise vorliegenden Östrogen-Dominanz ist wichtig, weil Östrogen die Blutzuckersteuerung erschwert.

Progesteron hat eine günstige Wirkung auf die Stabilität des Blutzuckerspiegels.

Störungen der Nebennierenhormone

Die Nebenniere stellt eine ganze Reihe von wichtigen Hormonen her.

Bei einer Östrogendominanz kann das wohl dirigierte Konzert der Nebennierenhormone in Disharmonie gebracht werden.

Diese Disharmonie kann zahlreiche unangenehme Folgen haben.

Zudem ist die Nebenniere häufig schon durch jahrelangen Stress ausgelaugt und nicht mehr in der Lage, ausreichend gut zu funktionieren. Da Dauerstress auch eine Ursache für eine Östrogendominanz ist, treten beide Phänomene häufig gemeinsam auf und verstärken sich gegenseitig.

In den Nebennieren wird übrigens unter anderem auch Progesteron hergestellt, sodass sogar ein ganz direkter Zusammenhang zwischen Östrogendominanz und Nebennierenschwäche besteht. Die Progesteronproduktion in der Nebenniere ist bei Frauen jedoch erheblich geringer als die Progesteronproduktion in den Eierstöcken.

Folgende Beschwerden können typisch für eine Nebennierenschwäche sein:

- Schwäche
- Müdigkeit
- Kreislaufschwäche
- Niedriger Blutdruck
- Übergewicht
- Immunschwäche
- Erkältungsneigung
- Schweißausbrüche
- Ödeme, Wassereinlagerungen
- Häufiger Harndrang
- Gelenkprobleme
- Rückenschmerzen
- Zuckungen der Muskeln
- Lichtempfindlichkeit
- Herzrhythmusstörungen
- Heilungsstörungen bei Verletzungen
- Allergie-Neigung

Die meisten der Symptome erinnern an die Beschwerden der Östrogen-dominanz und der Schilddrüsenunterfunktion. Auch einige Symptome eines Unterzucker-Zustands gleichen den Symptomen der Nebennieren-schwäche.

Daher ist es gar nicht so einfach, die verschiedenen Hormonstörungen voneinander zu unterscheiden.

Eine Unterscheidung ist aber oft weder möglich noch nötig, weil die Hormone aller Hormondrüsen miteinander in komplex verflochtener Wechselwirkung stehen.

Nachfolgend werden einige besonders wichtige Hormone der Nebenniere beschrieben.

Adrenalin

Als Stresshormon ist das Adrenalin eines der bekanntesten Hormone.

Adrenalin ist unentbehrlich, um in akuten Kampf- und Notfallsituationen bestehen zu können.

Es stellt den Körper ein auf eine Kampf- oder Fluchtreaktion.

Damit das funktioniert, werden einige wichtige Körperfunktionen verän-dert. Folgende Veränderungen finden statt:

- Beschleunigung des Herzschlags
- Erhöhung des Blutdrucks
- Beschleunigung der Atmung
- Muskeln werden gut durchblutet
- Erweiterung der Pupillen
- Schmerzempfindlichkeit lässt nach
- Erhöhung des Blutzuckerspiegels
- Appetit lässt nach
- Verdauung wird gebremst

Diese Kombination von Wirkungen ist sehr nützlich, wenn man tatsäch-lich intensiv kämpfen oder schnell flüchten muss.

In der heutigen Welt muss man jedoch nur selten mit Körpereinsatz kämpfen oder wegrennen. Die meisten intensiven Stressereignisse muss man stattdessen möglichst ruhig aussitzen.

Diese Tatsache stellt eine Belastung für den Körper dar, denn all die oben genannten Körperveränderungen erweisen sich dadurch eher als schädlich.

Unnötig hoher Blutdruck, Blutzuckerstörungen und Verdauungsbeschwerden können die Folge sein.

Eine weitere Folge ist auch, dass die Nebennieren durch häufigen Stress überfordert sind und an Leistungsfähigkeit verlieren.

Wenn dann tatsächlich mal eine Kampf- oder Fluchtreaktion nötig ist, fehlt oft die Kraft dazu.

Kortisol

Kortisol ist das Hormon für die längerfristige Stresswirkung. Es wird unter anderem nach einer Adrenalin-Ausschüttung produziert, um das Adrenalin wieder abzubauen.

Daher ist der Kortisol-Spiegel häufig etwa eine halbe Stunde nach einem Stressereignis deutlich erhöht.

Bei Dauerstress besteht häufig ein ständig erhöhter Kortisol-Spiegel.

Kortisol hat einige sehr nützliche Eigenschaften.

- Antriebs-Steigerung
- Bremsung allergischer Reaktionen
- Verringerung von Entzündungen
- Freisetzung von Energie
- Ausgleich der Gefühle

Diese Wirkungen sind sehr nützlich, um vorübergehende Stressereignisse zu bewältigen. Wegen dieser Wirkungen wird die synthetische Variante des Kortisols, das Kortison, häufig als Medikament eingesetzt.

Wenn aber ständiger Stress besteht und der Kortisolspiegel dauerhaft erhöht ist, wandeln sich die erwünschten zu sehr unerfreulichen und unerwünschten Wirkungen.

Es kommt beispielsweise zu

- Übergewicht
- Vermehrtem Bauchfett
- Heißhunger

- Wassereinlagerungen - Ödeme
- Infektanfälligkeit
- Allergien
- Osteoporose
- Muskelschwund
- Nierenschäden
- Blutzuckerstörungen
- Verdünnung der Haut
- Schlafstörungen
- Depressionen
- Burn out

Aus einem segensreichen Hormon wird also durch Dauereinwirkung ein schädliches Hormon.

Viele Menschen haben ihr Übergewicht, vor allem in der Bauchregion, einem ständig erhöhten Cortisol-Spiegel zu verdanken. So kann Stress dick machen.

DHEA - Dehydroepiandrosteron

Das Hormon DHEA ist erst in letzter zeit ins Visier der Mediziner geraten.

Grob gesagt, wirkt DHEA wie ein Gegenmittel gegen zu starke Kortisol-Wirkungen. es übernimmt gegenüber dem Kortisol eine ähnliche Rolle wie das Progesteron gegenüber dem Östrogen. Das ist jedoch keine differenzierte medizinische Sichtweise, sondern dient eher dem besseren Verständnis für Laien.

DHEA gehört zu den Androgenen, das sind im Allgemeinen eher die männlichen Geschlechtshormone. DHEA kommt aber auch bei Frauen in normaler Menge vor. Es wird in den Nebennieren und in den Eistöcken gebildet.

Da es ein Geschlechtshormon ist, wird es im Kapitel "Andere Geschlechtshormone" auf Seite 102 genauer beschrieben.

Stoffwechsel-Störungen

Viele Beschwerden, die durch Östrogendominanz verursacht werden, hängen mit dem Stoffwechsel zusammen.

Stoffwechselschwäche

Eine allgemeine Stoffwechselschwäche kann eine typische Folge der Östrogendominanz sein.

Die Stoffwechselvorgänge im Körper laufen dann verlangsamt ab, was die Leistungsfähigkeit deutlich einschränkt.

Eine häufige Folge der Stoffwechselschwäche sind Übergewicht, Verdauungsstörungen und Antriebsschwäche.

Eine Stoffwechselschwäche steht häufig in engem Zusammenhang mit einer Schilddrüsenunterfunktion und einer Nebennierenschwäche, die beide auch eine Folge der Östrogendominanz sein können.

Gewichtszunahme

Kurz vor der Monatsblutung wiegen die meisten Frauen ein bis zwei Kilo mehr als nach der Blutung.

Wenn man um diese Eigenschaft des Gewichtes weiß, so braucht man nicht erschrecken, sondern kann sich einfach auf die Gewichtsschwankungen im Laufe des Monats einstellen.

Diese Gewichtsschwankungen sind eine besonders typische Folge der Östrogen-Dominanz.

Östrogen veranlasst den Körper einerseits zur verstärkter Wassereinlagerung und andererseits auch zu vermehrten Aufbau von Fettspeichern.

Gewichtszunahme bei Schwangeren sinnvoll

Das liegt daran, dass ein relativ hoher Östrogenspiegel vom Körper als Schwangerschafts-Zeichen interpretiert wird. Bei einer Schwangerschaft hat der Körper zu Recht den Drang, Fettreserven aufzubauen.

Entwicklungsgeschichtlich ist dies sehr sinnvoll, denn nach einer Geburt hatten Frauen häufig nicht die volle Möglichkeit der Nahrungsbeschaffung. Außerdem mussten sie ein neues Kind mit der Milch aus ihren Körper ernähren. Beides zusammen erforderte Vorräte im Körper der

Frau. Daher werden in der Schwangerschaft die Fettspeicher aufgefüllt.

Zunahme in den Wechseljahren unerwünscht

Wenn nun jedoch bei üppiger Nahrungsversorgung der Östrogenspiegel dauerhaft gegenüber dem Progesteronspiegel überwiegt, wie das zu Beginn der Wechseljahre der Fall ist, dann kann es zu einer stetigen Gewichtszunahme kommen.

Daher wundert es nicht, dass Frauen um die 40 häufig zu nehmen.

Auch Frauen, die ihr ganzes bisheriges Leben über schlank waren, werden plötzlich übergewichtig.

Wenn die betroffenen Frauen nicht aufpassen, kann es so innerhalb weniger Jahre zu einem starken Übergewicht kommen.

Dieses Übergewicht stört dann nicht nur in ästhetischer Hinsicht, sondern kann auch zahlreiche Gesundheitsprobleme verursachen.

Ab 40 fällt Abnehmen oft schwer

Viele Frauen beobachten auch, dass sie jenseits der vierzig kaum noch abnehmen können. Was ihnen früher leicht gefallen ist, in kurzer Zeit ein paar lästige Pfunde loszuwerden, wird jetzt zu einem unüberwindbar scheinenden Hindernis.

Auch Ernährungsumstellung und regelmäßige sportliche Betätigung bringen häufig nicht die gewünschten Ergebnisse, obwohl sie mit Sicherheit die richtige Maßnahme sind.

Erst wenn es gelingt, die Östrogen Dominanz auszugleichen, dann können gesunde Ernährung und Sport ihre Wirkung zeigen.

Hierbei sollte man unbedingt beachten, dass allein die Behandlung der Östrogen-Dominanz die Kilos noch nicht zum Schmelzen bringen kann. Ernährung und Bewegung sind auch in diesem Fall die Basis des Abnehmens.

Weitere Ursachen für Übergewicht ab 40

Die Östrogen-Dominanz ist übrigens nicht der einzige Verursacher von Übergewicht in den Wechseljahren.

Es gibt noch mindestens zwei weitere wichtige Faktoren.

Einer dieser Faktoren ist das älter werden an sich. Mit zunehmendem Alter lernt der Körper die Nahrung immer besser zu verwerten. Außerdem wird der Stoffumsatz nach und nach gesenkt. Daher kommt man im Laufe der Jahrzehnte mit immer weniger Nahrung aus. Von diesem Phänomen sind auch Männer betroffen.

Ein anderer Faktor ist der Wegfall der Eisprünge.

Um ein Ei im Eierstock heranreifen zu lassen, verbraucht der weibliche Körper pro Tag etwa 300 kcal.

Wenn nur noch hin und wieder Eier produziert werden, oder diese Produktion ganz zum Erliegen kommt, dann werden diese täglichen 300 kcal eingespart.

Allein durch diese Energieeinsparung nimmt man bei gleich bleibender Nahrungszufuhr ganz erheblich zu.

Für ein Kilo Körpergewicht braucht man etwa 7000 kcal. Innerhalb von einem Monat werden durch die wegfallende Eisprung bereits 9000 kcal eingespart. Man nimmt also theoretisch pro Monat mehr als ein Kilo zu ohne dass man mehr isst und sich weniger bewegt.

Diesen verringerten Energieverbrauch des Körpers muss man als Frau unbedingt durch Ernährungs-Umstellung und vermehrte Bewegung ausgleichen. Auch die Behandlung der Östrogen-Dominanz kann diese Kalorienmenge nicht ausgleichen, denn die Östrogen-Dominanz ist hierbei nicht der Verursacher, sondern schlichtweg das Ende der Fruchtbarkeit.

Völlegefühl

Bei Östrogendominanz kann es zu einem lästigen Völlegefühl kommen, auch wenn man nicht schwer gegessen hat.

Dieses Völlegefühl kann sehr unangenehm sein und das Wohlbefinden beeinträchtigen.

Bei einer erfolgreichen Östrogendominanz-Behandlung kann das Völlegefühl wieder verschwinden.

Zusätzlich kann man das Völlegefühl kleinen Mahlzeiten, und einigen Heilkräutern lindern:

- Fenchel
- Anis

- Kümmel
- Angelika-Samen
- Schwedenkräuter

Heißhunger auf Süßes

Wenn man sich gesund und kalorienbewusst ernähren will, kann es sehr lästig sein, wenn man ständig unter Heißhunger auf Süßigkeiten leidet.

Solch ein Süßhunger kann zahlreiche Ursachen haben, beispielsweise zu viel Zucker in der Ernährung oder eine streng kohlenhydratarme Diät. Auch Störungen im Blutzucker-Stoffwechsel haben oft Süßigkeiten-hunger zur Folge.

Eine häufige Ursache für Heißhunger auf Süßigkeiten ist jedoch eine Östrogendominanz.

Wenn man dem Süßhunger nachgibt, setzt das einen Teufelskreis in Gang, denn oft nimmt man dadurch zu und die entstandenen Fettzellen produzieren noch mehr Östrogene, was wiederum den Süßhunger verstärkt.

Vermehrtes Bauchfett

Was die Neigung zu Bauchfett angeht, sind die Aussagen in Hinblick auf die Östrogen-Wirkung recht unterschiedlich.

Manche Fachleute sagen, dass Östrogen vor allem das Fett im Bereich von Hüfte und Oberschenkeln fördert.

Andere verweisen auf den östrogenbedingten Bierbauch, wenn sie ausführen, dass zu viel Östrogen die Entstehung von Bauchfett begünstigen könnte.

Da liegt die Vermutung nahe, dass es von Frau zu Frau unterschiedlich sein könnte, ob das Östrogen vor allem den Bauch oder die Hüften anschwellen lässt.

Um die eigene Reaktion auf vermehrtes Östrogen kennen zu lernen, kann man als Frau daher beobachten, wie der eigene Körper auf Östrogen reagiert.

Eine typische Reaktion kann man beispielsweise beobachten, wenn man die Pille einnimmt. Wer infolge der Pilleneinnahme einen dicken Kugelbauch bekommt, neigt wohl zu Bauchansatz durch Östrogen.

Auch zu Beginn einer Schwangerschaft kann man beobachten, ob man sehr frühzeitig im Bauchbereich zunimmt oder nicht. Ebenso aussagekräftig sind die Tage vor der Periodenblutung.

Wenn man herausgefunden hat, wie der eigene Bauch auf Östrogen reagiert, kann man die Folgen der Östrogen-Dominanz im eigenen Fall besser einschätzen.

Studien in den letzten Jahren haben herausgefunden, dass vor allem das innere Bauchfett besonders schädlich für die Gesundheit ist.

Daher ist es nicht nur ein ästhetischer Aspekt, sondern auch wichtig für die Gesundheit, dass man einen dicken Bauch möglichst verhindert oder doch zumindest verringert.

Dazu ist es wichtig, die Östrogen Dominanz gut zu behandeln.

Mit einer unbehandelten Östrogen-Dominanz kann es nämlich passieren, dass sämtliche Bemühungen, das Übergewicht mit gesunder Ernährung und Sport zu verringern, zum Scheitern verurteilt sind.

Erst wenn die Hormone wieder ausgeglichen sind, können Ernährung und Sport erfolgreich wirken.

Herz-Kreislauf-Beschwerden

Eine der Östrogendominanz-Beschwerden betreffen das Herz-Kreislaufsystem.

Wasser- Einlagerungen (Ödeme)

Das erhöhte Gewicht kurz vor der Menstruation oder zu Beginn der Wechseljahre liegt nicht allein an wachsenden Fettpolstern.

Die Östrogen-Dominanz führt auch zu einer erhöhten Wassereinlagerung.

Das Wasser kann generell den ganzen Körper angesammelt werden, typische Stellen sind der Bauchinnenraum, Beine, die Hände und auch das Gesicht.

Solche Wassereinlagerungen werden auch als "Ödeme" bezeichnet.

Geschwollene Füße, Beine und Hände

Die Füße, Beine und Finger wirken plötzlich dick und geschwollenen, es kommt auch zu deutlichem Spannungsgefühl.

Oft sind es zuerst die Knöchel, die dicker werden. Als nächstes schwellen die Zehen sichtbar an. Der Fuß fühlt sich gespannt und etwas schmerzhaft an.

Die Beine schwellen meistens erst nach den Füßen an. Es handelt sich sozusagen um den fortgeschrittenen Schwellungs-Zustand.

Schwellungen der Hände merkt man häufig daran, dass Ringe enger werden und man sie nicht mehr abziehen kann.

Auch das Greifen und die Bildung einer Faust fallen schwerer. schließlich sieht man des den Händen auch an: sie wirken wie Wurstfinger.

Die wichtigste Maßnahme zur Behandlung geschwollener Füße und Hände ist die Behandlung der Ursache, z.B. Östrogen-Dominanz oder andere (siehe unten).

Außerdem hilft es, die Füße hoch zu legen und die Hände hoch zu halten.

Meistens wirken auch kalte Wasseranwendungen und kühle Gels hilfreich gegen Schwellungen.

Ödeme im Gesicht

Die Schwellung im Gesicht merkt man vor allem im Bereich der Augenlider.

Man sieht plötzlich fürchterlich verquollen aus, wenn man sich im Spiegel betrachtet.

Im Extremfall fällt es schwer, die Augen richtig zu öffnen.

Wie bei den Schwellungen der Füße und Hände ist es vor allem wichtig, die Ursache bei Gesichtsschwellungen zu behandeln.

Außerdem können kühle Waschungen des Gesichtes lindernd wirken.

Bauch-Ödeme

Beim Bauch spürt man die Wasser Einlagerungen dadurch, dass der Bauch sich stärker hervor wölbt.

Je nach Ursache entsteht die ödematöse Schwellung des Bauches innerhalb weniger Tage, beispielsweise beim prämenstruellen Syndrom.

Bei anderen Ursachen kann die Bauchschwellung durch Wassereinlagerungen auch langsam entstehen, beispielsweise bei Leberzirrhose.

Ein dicker werdender Bauch kann aber auch ganz andere Ursachen als Wassereinlagerungen haben.

Folgende häufige Ursachen kommen für vergrößerten Baumumfang beispielsweise in Betracht:

- Gewichtszunahme durch Fettansammlungen
- Verstopfung
- Blähungen
- Schwangerschaft

Ödeme vor der Periode

All diese Schwellungen können ganz plötzlich innerhalb eines Tages auftreten. Bei jungen Frauen treten die Schwellungen meistens kurz vor der Periode auf und verschwinden häufig schon, sobald sie Periode beginnt. Bei anderen lassen Sie erst zum Ende der Monatsblutung wieder nach.

Ödeme in den Wechseljahren

Ab dem Beginn der Wechseljahre können die Schwellungen zu einem Dauerphänomen werden. Auch Frauen, denen geschwollene Füße bisher völlig unbekannt waren, haben plötzlich Schwierigkeiten in ihrer Schuhe zu kommen.

Andere Ursachen für Ödeme

Für hormonbedingte Wassereinlagerungen ist es typisch, dass sie sowohl im oberen als auch im unteren Bereich des Körpers auftreten.

Es gibt nämlich auch noch mehrere andere Ursachen für Wassereinlagerung. Diese sind häufig krankheitsbedingt und sollten behandelt werden.

Die verschiedenen Ursachen für Ödeme können auch in Kombination auftreten.

Folgende Ursachen können Ödeme bewirken:

- Nierenerkrankungen
- Herzschwäche
- Übergewicht
- Langes Stehen
- Wanderungen
- Lebererkrankungen
- Allergien

Kalte Füße - kalte Hände

Kalte Hände und kalte Füße können eine Folge der Östrogendominanz sein.

Wenn Stoffwechsel und Leistungsfähigkeit nur eingeschränkt funktionieren, arbeitet auch der Kreislauf oft nicht optimal.

Die Endstellen im Kreislauf, also Hände und Füße werden dann nicht ausreichend gut durchblutet und frieren daher.

Außer eine Behandlung der Östrogendominanz kann auch regelmäßige Bewegung die Durchblutung der Gliedmaßen verbessern.

Falls man raucht, sollte man sich das Rauchen abgewöhnen, davon profitiert auch der restliche Körper.

In den Wechseljahren kann es übrigens anstelle kalter Gliedmaßen auch zu heißen Füßen und Händen kommen. Dann helfen kalte Bäder und Strümpfe-Ausziehen.

Bluthochdruck

Bei Östrogendominanz kommt es häufig zu einem erhöhten Blutdruck.

Erhöhter Blutdruck kann zahlreiche Ursachen haben und die Östrogendominanz ist nur eine der vielen potentiellen Ursachen.

Durch eine Östrogendominanz werden die Aktivitäten der Blutdruck steuernden Hormone verstärkt und so der Blutdruck erhöht.

Genauer gesagt, wird die Aktivität des Renins durch Östrogen verstärkt. Renin kommt aus der Niere und bewirkt die Umwandlung des Hormons Angiotensinogen in Angiotensin I und II. Letzteres fördert die Produktion von Aldosteron.

Aldosteron verhindert die Ausscheidung von Natrium (Salzbestandteil), was seinerseits den Blutdruck erhöht.

Mit einer Progesteronbehandlung erreicht man eine Anti-Aldosteronwirkung. Das Natrium wird wieder besser ausgeschieden und der Blutdruck wird gesenkt, sofern man unter erhöhtem Blutdruck leidet.

Erhöhtes Schlaganfall-Risiko

Mit dem erhöhten Blutdruck steigt auch die Gefahr für Schlaganfälle.

Somit kann eine Östrogendominanz auch das Risiko für Schlaganfälle erhöhen.

Diese Gefahr ist ein starker Grund, um die Östrogendominanz sehr sorgfältig zu behandeln und nicht auf die leichte Schulter zu nehmen.

Erhöhtes Herzinfarkt-Risiko

Ebenso wie das Schlaganfall-Risiko steigt auch die Gefahr für einen Herzinfarkt an, wenn man unter Östrogendominanz leidet.

Wenn man einen hohen Blutdruck hat und sich wenig körperlich betätigt, ist das Herzinfarkt-Risiko deutlich erhöht.

Daher ist es sehr wichtig, dass man eine bestehende Östrogendominanz sorgfältig behandelt.

Haut-Probleme

Einige der Beschwerden durch Östrogendominanz betreffen Haut und Haare.

Trockene Haut

Häufig tritt eine trockene Haut zusammen mit einer Östrogendominanz auf.

Dies ist vor allem dann der Fall, wenn es im mittleren Alter zu einer Östrogendominanz kommt.

Mit zunehmendem Alter verliert die Haut nämlich häufig die Fähigkeit genug Feuchtigkeit zu binden und wird dadurch trocken. Eine Östrogendominanz kann diese Trockenheit noch verstärken.

Die trockene Haut kann jucken, spannen und schuppen. Insgesamt ergibt sich ein unangenehmes Gefühl: Man fühlt sich in seiner Haut nicht mehr wohl.

Eine Behandlung mit natürlichem Progesteron kann den Zustand der Haut wieder deutlich verbessern. Wenn man das Progesteron als Creme anwendet, wirkt es sogar direkt, denn Progesteroncreme ist eine hervorragende Feuchtigkeitscreme.

Wenn die Progesteronbehandlung nicht ausreicht, kann man die Haut mit Urea-Lotion einreiben, denn Urea (Harnstoff) fördert die Fähigkeit der Haut, Feuchtigkeit zu binden.

Außerdem sollte man auf exzessives Duschen mit starken Duschgels verzichten.

Hautausschläge

Wenn die Haut besonders trocken ist oder wenn man unter Stress steht, kann eine Östrogendominanz die Neigung zu Hautausschlägen fördern.

Diese Ausschläge können wie ein Ekzem sein oder sich als Quaddeln äußern. Die Beschaffenheit der Ausschläge kann sehr unterschiedlich sein.

Meistens sind diese Ausschläge jedoch mit Juckreiz verbunden, der teilweise sehr quälend sein kann.

Wenn man unter häufigen Ausschlägen aufgrund von Östrogendominanz leidet, sollte man einerseits die Östrogendominanz behandeln und andererseits auch die trockene Haut.

Trockene Augen

Die Augen können durch eine Östrogendominanz trocken und gereizt werden. Trockene Büroluft, Zugluft und langes Arbeiten am Bildschirm können die trockenen Augen noch verschlimmern.

Dass fühlt sich unangenehm an und es kann zu Sehstörungen führen.

Manchmal sind auch Kopfschmerzen eine Folge von trockenen Augen.

Zur schnellen Linderung bei trockenen Augen kann man Augentropfen verwenden.

Zur langfristigen Besserung eignet sich eine Behandlung der Östrogendominanz.

Trockene Schleimhäute

Oft sind sämtliche Schleimhäute von Trockenheit betroffen, wenn man eine Östrogendominanz hat.

Daraus kann sich Husten und Erkältungsneigung entwickeln, wenn die oberen Atemwege betroffen sind. Wenn die Schleimhäute der Verdauungsorgane betroffen sind, kommt es zu Verdauungsbeschwerden.

Bei trockenen Vaginalschleimhäuten kann es zu Juckreiz und Schmerzen kommen, manchmal sogar zu Scheiden- oder Blasenentzündungen. Die Freude am Geschlechtsverkehr ist häufig stark beeinträchtig, zumal die Östrogendominanz auch die Libido verringert.

Eine Behandlung der Östrogendominanz durch natürliches Progesteron kann die Schleimhäute in vielen Fällen wieder in einen besseren Zustand versetzen.

Für die Schleimhäute der Atemwege ist es außerdem wichtig, dass man sich nicht zu viel in trockener Heizungsluft aufhält. Ein leistungsfähiger Luftbefeuchter kann hier Abhilfe schaffen.

Haarausfall

Manchmal kommt es bei einer Östrogendominanz auch zu Haarausfall.

63

Haarausfall bei Frauen wird häufig mit Östrogenmangel in Verbindung gebracht. Dabei kann auch das Gegenteil der Fall sein.

Meistens ist es vor allem ein erhöhter Testosteronspiegel, der den Haarausfall fördert. Bei Östrogendominanz kommt es häufig zu einem erhöhten Testosteronspiegel.

Wenn man die Östrogendominanz erfolgreich behandelt, können meistens auch die Haare wieder üppig sprießen.

Bartwuchs - Hirsutismus

Bartwuchs bei Frauen ist meistens ein Zeichen eines Testosteron-Überschusses. Letzterer wird oft durch eine Östrogendominanz gefördert.

Das Auftreten eines Damenbartes kann also ein deutlicher Hinweis darauf sein, dass eine Östrogendominanz besteht.

Bei erfolgreicher Behandlung der Östrogendominanz lässt der Bartwuchs häufig nach.

Wenn das nicht ausreicht, kann man sich rasieren oder die Barthaare vom Fachmann dauerhaft entfernen lassen.

Probleme des Bewegungsapparates

Östrogendominanz kann sich in mehrfacher Hinsicht ungünstig auf den Bewegungsapparat auswirken.

Osteoporose

Bei einer Östrogendominanz kann es häufig zu einer Osteoporose kommen, obwohl gemeinhin angenommen wird, dass Östrogen eine Osteoporose verhindern kann.

Etwa 30 Prozent aller Frauen jenseits der Wechseljahre leidet unter Osteoporose.

Bei Osteoporose wird die Knochensubstanz immer weniger, bis der Knochen so schwach wird, dass er schon durch kleine Belastungen bricht.

Die Folge sind häufige Knochenbrüche, vor allem im Bereich der Wirbel und Oberschenkelhals. Durch mehrfache Wirbelbrüche kann es zu starken Schmerzen und zu einem sogenannten Witwenbuckel kommen. Ein Oberschenkelhals-Bruch führt nicht selten zu einer dauerhaften Gehbehinderung.

Einer Osteoporose geht meistens jahrelang eine sogenannte Osteopenie voraus, bei der die Knochensubstanz allmählich immer dünner wird. Die Osteopenie geht dann nach und nach in eine Osteoporose über.

Erstaunlicherweise beginnt das Schwinden der Knochensubstanz häufig schon ab 30. Das ist ein Alter, in dem noch jede Menge Östrogen produziert wird. Die Progesteron-Produktion lässt jedoch oft schon ab 30 allmählich nach, vor allem, wenn es hin und wieder zu Zyklen ohne Eisprung kommt.

Während der Wechseljahre findet dann für wenige Jahre ein beschleunigter Knochenabbau statt. Anschließend werden die Knochen wieder mit der gleichen Rate wie vor den Wechseljahren abgebaut.

Dieser Verlauf des Schwindens der Knochensubstanz deutet viel eher auf eine Verbindung mit dem schwindenden Progesteron hin als auf eine eindeutige Korrelation zum Östrogenspiegel.

Wirkung der Hormone auf die Knochensubstanz

Östrogen verhindert den Abbau der Knochensubstanz. Das wird auch Hemmung der Osteoklasten-Aktivität genannt. Die Osteoklasten sind Zellen, die die Knochen abbauen.

Diese Wirkung hält jedoch nur für etwa fünf Jahre an. Danach werden die Knochen etwa gleich schnell abgebaut wie ohne Östrogenzufuhr. Man kann die Osteoporose also nur um diese fünf Jahre hinauszögern, nicht etwa verhindern.

Progesteron fördert jedoch den Aufbau neuer Knochensubstanz. Es regt die Osteoblasten-Aktivität an. Osteoblasten sind Zellen, die die Knochen aufbauen.

Diese neue Knochensubstanz kann dann genau so gut und so lange wie frischer Knochen in der Jugend ihren Dienst tun.

Progesteron kann einer Osteoporose also erheblich besser entgegenwirken als eine Östrogenbehandlung.

Behandlung der Osteoporose

Am besten erfolgt die Behandlung oder Vorbeugung der Osteoporose auf mehrfache Weise, um die Wirkung zu optimieren.

Besonders wirksam ist eine Behandlung mit natürlichem Progesteron. Dadurch wird neue Knochenmasse aufgebaut. Für diesen Einsatzzweck macht die Progesteron-Behandlung auch nach den Wechseljahren noch Sinn.

Sehr wichtig ist auch regelmäßige Bewegung bei der Osteoporose-Behandlung. Bewegung regt den Körper dazu an, auf natürliche Weise die Knochensubstanz zu verstärken. Bei ausgeprägter Osteoporose sollte man jedoch auf riskante Sportarten verzichten, um Knochenbrüche zu vermeiden.

Außerdem sollte man sich regelmäßig dem Sonnenlicht aussetzen, damit genügend Vitamin D vom Körper gebildet werden kann.

Bei der Ernährung sollte man auch ausreichend Calcium-Zufuhr (durch Milchprodukte) und genug Gemüse achten.

Gelenkbeschwerden

Durch eine Östrogendominanz können eine Fülle von Gelenkbeschwerden auftreten.

Die Gelenkkapseln werden durch die Östrogendominanz weniger elastisch, was zu einer allgemeinen Steifheit und oft auch zu Schmerzen führt.

Auch eine Arthrose kann durch die Östrogendominanz gefördert werden, weil das Bindegewebe weniger elastisch wird. Daher nutzen sich die Gelenkknorpel leichter ab.

Um die Gelenke wieder beweglich und schmerzfrei zu bekommen, ist es wichtig, die Östrogendominanz zu behandeln.

Außerdem ist regelmäßige Bewegung sehr wichtig, denn dadurch werden die Gelenke und das gesamte Gewebe wieder elastischer. Die Gelenkschmiere, die bei der Bewegung gebildet wird, verhindert die Abnutzung des Knorpels und wirkt so der Arthrose entgegen.

Mit der Bewegung sollte man es jedoch nicht übertreiben. Besser ist es, wenn man sich allmählich steigert, sodass sich die Gelenke an die neuen Anforderungen gewöhnen können.

Krebs

Verschiedene Krebserkrankungen können durch eine Östrogendominanz gefördert werden. Dadurch wird deutlich, wie wichtig es ist, eine bestehende Östrogendominanz sorgfältig zu behandeln.

Brustkrebs

Zu viel Östrogen kann die Neigung zu Brustkrebs verstärken.

Dies ist eine allgemein anerkannte Erkenntnis, die auch durch zahlreiche wissenschaftliche Studien untermauert wird. Daher dürfen Frauen mit einer Brustkrebs-Vorgeschichte keine Hormon-Ersatztherapie erhalten.

Eine Östrogendominanz kann genau wie eine Hormontherapie die Wahrscheinlichkeit für Brustkrebs erhöhen. Die Gefahr ist besonders erhöht, wenn man unter Brustknoten, also einer fibrozystischen Mastopathie leidet.

Gerade in den Wechseljahren ist dies ein potentiell gefährlicher Umstand. Brustkrebs tritt nämlich häufig in den Jahren jenseits der Vierzig auf.

Durch die Verstärkung der Brustkrebsneigung wird aus der Östrogen-Dominanz, die ansonsten vorwiegend lästig ist, eine möglicherweise bedrohliche Situation.

Jede Frau über 30 sollte generell regelmäßig ihre Brüste auf eventuelle Knoten hin überprüfen. Wenn man weiß, dass man eine Östrogen-Dominanz hat, ist diese regelmäßige Brust-Abtastung umso wichtiger.

Für solch eine Brustuntersuchung reicht es, wenn man die Brust etwa einmal im Monat vor einem Spiegel gründlich abgetastet.

Außerdem sollte man die Arme anheben, um zu überprüfen, ob sich die Brüste gleichmäßig mit anheben. Mit angehobenen Armen sollte man im Spiegel schauen, ob eventuell die Haut an einer Stelle mit der Brust verwachsen ist und einzieht. Auch den Bereich zwischen Brust und Achselhöhle sollte man abtasten.

Wenn man einen Knoten entdeckt, sollte man schnellstmöglich seinen Frauenarzt aufsuchen. Meistens wird der Knoten gutartig sein, doch er sollte unbedingt überprüft werden, ob er nicht doch bösartig ist.

Einen rechtzeitig erkannten Brustkrebs kann man nämlich heutzutage meistens erfolgreich behandeln. Dabei kann oft sogar die Brust teilweise erhalten bleiben. Wenn man beim Auftreten eines kleinen Brustknotens schnell reagiert und den Arzt aufsucht, hat man gute Chancen noch viele Jahrzehnte weiter zu leben.

Da man als Laie mit der Selbstuntersuchung nicht alle Knoten entdecken kann, sollte man auch regelmäßig zur Vorsorgeuntersuchung zum Frauenarzt gehen.

Um die Neigung zu Brustknoten und Brustkrebs nicht durch eine Östrogen-Dominanz zu verstärken, ist es wichtig, die Östrogen-Dominanz sorgfältig zu behandeln.

Gebärmutterschleimhaut-Krebs - Endometriumskrebs

Krebs der Gebärmutterschleimhaut ist eine der bekanntesten Folgen einer Östrogen-Dominanz.

Schon vor längerer Zeit wurde bekannt, dass eine Hormonersatztherapie, bei der ausschließlich Östrogen verabreicht wird, ein erhöhtes Krebsrisiko für Gebärmutterkrebs zur Folge hat.

Daher begann man, bei der Hormonersatz-Therapie zusätzlich Gestagene zu verabreichen.

Die Gestagen-Gabe verringert zwar das gestiegene Krebsrisiko, hat aber zusätzliche Nebenwirkungen.

Die Gabe von natürlichem Progesteron verringert das Risiko für Gebärmutterschleimhautkrebs ohne quälende Nebenwirkungen.

Eierstockskrebs - Ovarialkarzinom

Eine große amerikanische, medizinische Studie im Jahr 1995 hat ergeben, dass das Risiko für Eierstockskrebs um 72% zunimmt, wenn man Wechseljahrsbeschwerden durch eine Östrogenersatztherapie behandelt.

Die Krebsgefahr wird wieder verringert, wenn man zusätzlich Gestagene oder natürliches Progesteron verabreicht.

Der Vorteil von natürlichem Progesteron ist hierbei, dass es nahezu frei von Nebenwirkungen ist.

Verschiedene Beschwerden

Die Vielfalt der Beschwerden, die durch Östrogendominanz verursacht werden, ist sehr groß. Die Beschwerden betreffen nahezu alle Bereiche der Gesundheit und des Wohlbefindens.

Erschöpfung

Erschöpfung und Schwäche tritt oft in Verbindung mit Östrogendominanz auf. Sie werden häufig noch durch eine Schilddrüsen- und Nebennierenschwäche, sowie durch Schlafstörungen, depressive Verstimmungen und Unruhe verstärkt, die ihrerseits eine Folge der Östrogendominanz sein können.

Wenn man die Östrogendominanz erfolgreich behandelt, kehrt oft die alte Kraft und Leistungsfähigkeit wie von selbst wieder zurück.

Erhöhte Blutgerinnung

Bei Östrogendominanz ist häufig die Blutgerinnung erhöht.

Das klingt zunächst unbedeutend, kann jedoch gefährliche Folgen haben.

Bei einer erhöhten Blutgerinnung werden die feinen Blutkapillaren des Körpers nicht mehr gut genug durchblutet. So kommt es zu kalten Händen und Füßen, fahler Haut und verschiedenen Missempfindungen.

Gefährlicher ist jedoch die erhöhte Neigung des Blutes in den Blutgefäßen zu verklumpen. So kann es zu Thrombosen und sogar zu Herzinfarkt oder Schlaganfall kommen.

Eine erhöhte Blutgerinnung ist also durchaus ernst zu nehmen. Daher ist es auch wichtig, dass die Östrogendominanz erfolgreich behandelt wird.

Hitzewallungen

Hitzewallungen sind das klassische Symptom der Wechseljahre.

Sie werden meistens einem plötzlich abfallenden Östrogenspiegel angelastet. Aber Hitzewallungen können auch schon zu Beginn der Wechseljahre auftreten, wenn der Östrogenspiegel noch normal ist, aber der Progesteronspiegel zu niedrig liegt.

Wie Hitzewallungen genau zustande kommen, ist noch nicht bis ins letzte Detail geklärt. Offenbar wird das Temperaturzentrum im Gehirn durch die Hormonschwankungen durcheinander gebracht.

Eine Behandlung mit natürlichem Progesteron ist oft in der Lage, auch die Hitzewallungen zu lindern oder sogar ganz zu beseitigen.

Wenn das nicht ausreicht, um die Hitzewallungen in den Griff zu bekommen, gibt es noch zusätzliche Behandlungsmöglichkeiten.

Präparate aus der Traubensilberkerze (Cimicifuga) können Hitzewallungen lindern.

Außerdem können leichte Bekleidung, frische Luft und Kaltwasser-Anwendungen helfen, die fliegende Hitze wieder abzukühlen.

Allergieneigung

Mit der Östrogendominanz ist oft eine verstärkte Allergieneigung verbunden. Ein bereits vorhandener Heuschnupfen wird schlimmer, man reagiert auf Stoffe, die man früher problemlos vertragen hat oder die Haut zeigt immer wieder neue allergische Reaktionen.

Das Bild, das durch diese verstärkten und neu auftretenden Allergien entsteht, kann sehr verwirrend sein. Meistens bringt man es nicht mit einer Östrogendominanz in Verbindung. Die Östrogendominanz ist auch nicht die einzige mögliche Ursache für verstärkte Allergieneigung, kann aber in vielen Fällen dafür verantwortlich sein.

Bei einer guten Behandlung gegen die Östrogendominanz kann mit vielen anderen Beschwerden dann auch die Neigung zu Allergien schwinden.

Störungen des Immunsystems

Das Immunsystem kann durch eine Östrogendominanz so beeinträchtigt werden, dass es nicht mehr zuverlässig funktioniert.

Die Folge davon ist eine erhöhte Infektanfälligkeit. Diese kann sich sehr unterschiedlich ausdrücken. Es kann zu häufigen Erkältungen kommen, zu Magen-Darm-Infektionen oder zu Blasenentzündungen.

Man steckt sich leichter an und gewöhnliche Krankheiten brauchen länger um zu heilen.

Eine Schwäche des Immunsystems kann natürlich auch ganz andere Ursachen haben. Wenn jedoch eine Östrogendominanz vorliegt, spricht einiges dafür, dass diese auch das Immunsystem schwächt.

Wenn dies der Fall ist, gewinnt das Immunsystem neue Kraft, wenn die Östrogendominanz erfolgreich behandelt wird.

Gallenblasenstörungen

Selbst Gallenblasenprobleme können durch Östrogendominanz verursacht werden. Dies ist sogar bei einem sehr großen Teil der Gallenblasen-Erkrankungen der Fall.

Die meisten Gallenblasenerkrankungen treten bei hellhäutigen, fülligen Frauen ab Vierzig auf, die Kinder geboren haben. Meistens besteht bei den Betroffenen eine Östrogendominanz.

Mithilfe einer erfolgreichen Behandlung der Östrogendominanz können häufig auch die Probleme mit der Gallenblase verschwinden.

Wichtig für die Gesundheit der Gallenblase ist es auch, dass man weder zu üppig ist noch zu strenge Diäten einhält.

Beschleunigtes Altern

Insgesamt kann man zusammenfassen, dass die Östrogendominanz die Betroffenen schneller altern lässt.

Man hat nicht mehr die volle Kraft, kann schlechter schlafen, wird häufiger krank und hat trockenere Haut, die naturgemäß schneller Falten bekommt. Die Gelenke tun weh, die Füße und der Bauch schwellen an und Schwindel und Kopfschmerzen sorgen für weitere Beeinträchtigung des Wohlbefindens. Diese ganzen Beschwerden werden dann auch beim Blick in den Spiegel sichtbar.

Häufig fühlt man sich innerhalb kurzer Zeit um Jahrzehnte gealtert, wenn die Östrogendominanz neu auftritt.

Wenn man die Östrogendominanz erfolgreich behandelt, kann die Jugendlichkeit aber genau so schnell wiederkommen, wie sie zuvor verschwunden ist.

Viele Frauen fühlen sich wie neu geboren, wenn sie die Östrogendominanz in den Griff bekommen haben.

Ursachen der Östrogen-Dominanz

Die Östrogendominanz kann viele Ursachen haben. Häufig treten die verschiedenen Ursachen in Kombination auf und verstärken sich gegenseitig.

- Genetische Faktoren
- Zyklen ohne Eisprung
- Beginnende Wechseljahre
- Östrogene in der Nahrung
- Umweltverschmutzung - Xenoöstrogene
- Medikamente
- Vitamin- und Spurenelemente-Mangel
- Chronische Überlastung - Stress
- Starkes Übergewicht
- Bewegungsmangel
- Eierstockschäden
- Jahreszeitlich bedingter Lichtmangel

Genetische Faktoren

Oft tritt die Östrogendominanz in Familien gehäuft auf.

Das spricht dafür, dass es eine gewisse Veranlagung für Östrogendominanz geben könnte.

Oft sind die betroffenen Frauen relativ hellhäutig, füllig oder großbusig. Viele von ihnen weisen typische weibliche Eigenschaften auf.

Anderen Frauen kann man ihre Neigung zur Östrogendominanz jedoch kaum ansehen.

Zyklen ohne Eisprung

Manchmal gelingt es dem Eierstock nicht, innerhalb eines Zyklus ein befruchtungsfähiges Ei heranreifen zu lassen. Der Eisprung fällt aus.

Solche Zyklen nennt man auch anovulatorische Zyklen.

Weil sich ohne Eisprung auch kein Gelbkörper entwickelt, wird in einem solchen Zyklus kein oder kaum Progesteron gebildet.

Dem Östrogen steht dann kein ausgleichendes Progesteron gegenüber und es kommt zu einer Östrogendominanz.

Da ein Progesteronmangel seinerseits anovulatorische Zyklen fördern kann, kommt es häufig zu einem Kreislauf, bei dem immer wieder Zyklen ohne Eisprung auftreten und die Östrogendominanz immer stärker wird.

Am Anfang der Wechseljahre ist dieses Phänomen nahezu normal.

Wenn anovulatorische Zyklen jedoch schon in jüngeren Jahren gehäuft auftreten, stimmt etwas mit den Eierstöcken nicht.

In Zyklen ohne Eisprung entwickeln sich oft auch Zysten, die ihrerseits die Östrogendominanz verstärken können.

Häufige anovulatorische Zyklen können auch eine Ursache für Unfruchtbarkeit sein.

Beginnende Wechseljahre

In den ersten Jahren der Wechseljahre ist eine gewisse Östrogendominanz quasi normal.

Im Rahmen der Hormonumstellung des Klimakteriums lässt zuerst die Progesteronproduktion nach.

Die Östrogenproduktion bleibt noch für einige Jahre weitgehend normal oder nur leicht verringert.

Dadurch kommt es zu einem Ungleichgewicht zwischen Progesteron und Östrogen, wobei das Östrogen dominiert.

Eine Östrogendominanz ist entstanden.

Selbst wenn die Östrogenproduktion im Verlauf der Wechseljahre nach und nach immer mehr nachlässt, kann noch für geraume Zeit eine Östrogendominanz vorliegen.

Wie lange die Östrogendominanz andauert, hängt im Einzelfall von der verbliebenen Progesteronproduktion ab.

Im Verlauf der Pubertät ist eine vorübergehende Östrogendominanz übrigens auch relativ normal.

In den fruchtbaren Jahren zwischen Pubertät und Wechseljahren sollte das Gleichgewicht zwischen Progesteron und Östrogenen jedoch normalerweise ausgewogen sein.

Östrogene in der Nahrung

Häufig enthält die tägliche Nahrung mehr oder weniger viel Östrogene.

Viel Östrogene in der Nahrung können die Neigung zur Östrogendominanz verstärken.

Östrogen in tierischer Nahrung

Vor einigen Jahren gab es einen riesigen Skandal wegen Kälbern, die mithilfe von Östrogenen gemästet wurden.

Das Östrogen verblieb im Fleisch der Kälber und wurde daher von den Konsumenten gegessen.

Offiziell ist es inzwischen verboten, Nahrungstiere mit Hormonen zu mästen. Doch viele Züchter halten sich nicht an diese Verbote.

Daher kommt es auch heute noch in unterschiedlichem Schweregrad zu Östrogenen in Fleisch, Eiern und Milchprodukten.

Hin und wieder wird ein Nahrungsmittelerzeuger ertappt und die Aufregung ist groß, aber man muss wohl annehmen, dass viele Erzeuger, die Östrogene zur Mast verwenden, nicht dabei erwischt werden.

Wenn man viel tierische Nahrung isst, muss man daher damit rechnen, dass man zumindest hin und wieder überflüssige Östrogene zu sich nimmt.

Östrogen in pflanzlicher Nahrung

Einige pflanzliche Nahrungsmittel enthalten pflanzliche Stoffe, die den Östrogenen ähnlich sind, die sogenannten "Phytoöstrogene". Dies sind beispielsweise Sojabohnen, Hopfen im Bier und einige Gemüse, Früchte und Nüsse.

Im Übermaß genossen, könnten Nahrungsmitteln mit solchen Phytoöstrogenen eine bereits bestehende Östrogendominanz noch verstärken.

Die meisten der Nahrungsmittel, die Phytoöstrogene enthalten, enthalten jedoch auch Stoffe, die dem Progesteron ähnlich sind oder die Progesteronproduktion im Körper ankurbeln. Daher sorgen sie für einen natürlichen Ausgleich und verstärken eine Östrogendominanz nicht oder kaum.

Hopfen wirkt ungünstig

Besonders heikel in Hinblick auf eine Östrogendominanz ist der Hopfen, der im Bier und in vielen Beruhigungstees und -dragees enthalten ist.

Der Hopfen enthält nicht nur reichlich Phytoöstrogene, sondern auch eine Substanz, die die körpereigene Progesteron-Produktion hemmt.

Daher verstärkt Hopfen eine bestehende Neigung zu Östrogendominanz ganz erheblich.

Gegen ein gelegentliches Bier und einen seltenen Hopfentee ist nichts einzuwenden. Aber es kann durchaus schaden, wenn man Hopfenprodukte regelmäßig einnimmt. Das gilt insbesondere für Frauen, die eine Neigung zur Östrogendominanz aufweisen.

Bei Schlaflosigkeit und Unruhe ersetzt man am besten das Baldrian-Hopfen Mittel durch ein reines Baldrian-Mittel.

Der Hopfen ist übrigens auch mit verantwortlich für den bekannten Bierbauch der Männer, denn die pflanzlichen Östrogene im Hopfen wirken auch beim Mann.

Nahrungspflanzen mit reichlich Phytoöstrogenen

Hier finden Sie eine Liste mit einigen Nahrungsmitteln, die besonders viel pflanzliche Östrogene enthalten.

- Sojabohnen   Enthält Isoflavone
- Granatapfel   Enthält Beta-Sitosterol, Estradiol, Estrone
- Leinsamen   Enthält Matairesinol, östrogenähnliche Lignane
- Saflor-Öl   Enthält Phytosterole
- Kürbiskerne   Enthält Phytosterole

Die obige Liste ist nur eine kleine Auswahl aus einer Fülle von Nahrungsmitteln, die Phytohormone enthalten.

Bis auf den Granatapfel enthalten alle diese Nahrungsmittel auch Stigmasterol, was die Progesteronproduktion im Körper fördert.

Daher kann man diese Nahrungsmittel im Allgemeinen unbesorgt essen, zumal sie sehr gesund sind.

Es kann jedoch nützlich sein, wenn man weiß, dass man auch mit pflanzlicher Nahrung hormonartige Substanzen zu sich nimmt.

Mehr Informationen über Phytohormone finden Sie auf Seite 126.

Umweltverschmutzung - Xenoöstrogene

Viele Substanzen, die unsere Umwelt verschmutzen, verhalten sich im Körper ähnlich wie Östrogene oder werden zu Stoffen umgewandelt, die Östrogenen ähneln.

Östrogene in Kunststoffen

Diese Stoffe entstammen zum großen Teil der Erdölchemie (Petrochemie) und werden beispielsweise bei der Kunstoffherstellung freigesetzt.

Solche künstlichen Östrogenverwandten sind nicht nur in der Nähe von Fabriken zu finden, sondern man begegnet ihnen auch im Alltag.

Besonders bekannt wurden in den letzten Jahren die Weichmacher im Plastik beispielsweise von Spielzeug, Babyflaschen oder Wasserflaschen aus Kunststoff. Auch Teppichen, Anstrichen oder Plastikmöbeln entströmen häufig östrogenartige Stoffe.

Die meisten von uns kommen also ständig in Kontakt mit solchen Kunstöstrogenen, ob wir wollen oder nicht.

Die Kunstöstrogene docken im menschlichen Körper an den sogenannten Östrogenrezeptoren an und wirken teilweise sogar stärker als echtes Östrogen.

Östrogene durch Pestizide

Manche Pestizide können Substanzen enthalten, die auf den Körper ähnlich wie Östrogene wirken.

Das Prinzip ist das Gleiche wie bei den oben beschriebenen Kunststoffen.

Pestizide werden nämlich auch aus Erdöl hergestellt und ähneln den Kunststoffen daher in chemischer Hinsicht.

Über die Pestizide können die östrogenähnlichen Substanzen durch die Nahrung und das Trinkwasser auf und einwirken.

Östrogene im Trinkwasser durch Medikamente

Ins Trinkwasser geraten Östrogene nicht nur durch die oben beschriebenen Kunstoffe und die chemische Industrie, sondern auch durch Menschen und Tiere, die mit Östrogenen behandelt werden.

Frauen, die die Pille nehmen oder eine Hormonersatztherapie in den Wechseljahren durchführen, scheiden die Östrogene mit dem Urin wieder aus. Auch viele Tiere werden mit Östrogenen behandelt und scheiden diese aus.

Bei der Wasseraufbereitung wird zwar versucht, die Hormone im Wasser wieder ab zu bauen, aber das gelingt häufig nicht vollständig.

So kann es vorkommen, dass man mit dem Trinkwasser ständig geringe Östrogenmengen aufnimmt.

Medikamente

In den letzten Jahrzehnten ist es fast normal geworden, über viele Jahre hinweg mit Östrogenen behandelt zu werden.

Im fruchtbaren Alter nehmen viele Frauen jahrelang die Pille ein. Wenn die Fruchtbarkeit durch die Pille herabgesetzt worden ist, kommen bei einem späteren unerfüllten Kinderwunsch wieder Hormone zum Einsatz.

Sobald die Beschwerden der Wechseljahre einsetzen, wird immer noch häufig eine Hormonersatztherapie verschrieben, obwohl diese Therapieform inzwischen wegen ihrer potentiellen Gefahren umstritten ist.

Manche Frauen beginnen schon als Teenager mit einer dauerhaften Hormonbehandlung, die bis ins hohe Alter fortgesetzt wird.

Obwohl die meisten Hormontherapien auch Gestagene beinhalten, die dem Progesteron ähneln, kann die Einnahme von künstlichen Hormonen bei vielen Frauen zu einer Östrogendominanz führen.

Oft bleibt die Anwendung der Pille über längere Zeit hinweg problemlos und führt erst im Laufe der Zeit zu den Problemen einer Östrogen-dominanz.

Andere Frauen leiden von Anfang an unter lästigen Nebenwirkungen bei der Pilleneinnahme, nehmen sie aber dennoch weiter, weil ihnen die Alternativen noch weniger behagen.

Vitamin und Spurenelemente-Mangel

Mangelzustände bei verschiedenen Vitaminen und Spurenelementen können eine Östrogendominanz verstärken.

Der Körper braucht mehrere Vitamine und Spurenelemente, um Östrogen in ausreichender Menge abbauen zu können.

Folgende Vitamine und Spurenelemente sind für den Östrogen-Abbau notwendig:

- Vitamin B6
- Vitamin B12
- Vitamin C
- Vitamin E
- Selen
- Magnesium

Man sollte daher darauf achten, dass man genügend von diesen wichtigen Substanzen zu sich nimmt.

Wenn es nicht gelingt, ausreichend Vitamine und Spurenelemente durch die Nahrung aufzunehmen, sollte man zusätzliche Nahrungsergänzungsmittel einnehmen.

Chronische Überlastung - Stress

Dauerhafter Stress und Überlastung überreizen unter anderem die Nebenniere, die dann nicht mehr ausreichend gut funktioniert.

In der Nebenniere werden infolgedessen nicht mehr ausreichend Hormone produziert, darunter auch das Progesteron.

Auch die sonstige Progesteronproduktion, die vorwiegend im Eierstock stattfindet, scheint von dauerhaftem Stress beeinträchtigt zu werden.

Stress und eine erhöhte Belastung führen auch zu einem erhöhten ACTH-Spiegel. ACTH ist ein Hormon aus der Hypophyse, das unter anderem an der Reifung eines Eis mit beteiligt ist. Bei erhöhtem ACTH-Spiegel kommt es oft zu Zyklen ohne Eisprung, die ihrerseits zu einem Progesteronmangel führen.

So kommt es durch Stress zu einer Östrogendominanz.

Starkes Übergewicht

Man hat beobachtet, dass es bei stark übergewichtigen Frauen häufiger zu einem prämenstruellen Syndrom und zu einer Östrogendominanz kommt.

Das mag damit zusammenhängen, dass in den Fettzellen Östrogen gebildet wird.

Wenn sehr viele Fettzellen vorhanden sind, kann es also passieren, dass das dort produzierte Östrogen für den Körper zu viel ist.

So kann es durch starkes Übergewicht zu einer Östrogendominanz kommen.

Die Östrogendominanz ihrerseits fördert das Übergewicht, sodass es zu einem Teufelskreis kommt.

Bewegungsmangel

Bei ausgeprägtem Bewegungsmangel funktioniert der ganze Körper schlechter als mit regelmäßiger Bewegung.

Davon sind auch die Eierstöcke und die Nebennieren betroffen. Beide Hormondrüsen funktionieren nicht mehr voll zufriedenstellend.

Unter anderem leidet darunter auch die Progesteron-Produktion.

Es kommt daher zu einer Östrogendominanz durch Bewegungsmangel.

Eierstockschäden

Nur bei wenigen Frauen sind die Eierstöcke dauerhaft geschädigt.

Zu einer solchen Schädigung kann es beispielsweise durch wiederholte oder chronische Eierstockentzündungen kommen. In diesen Fällen sind die Eierstöcke manchmal vernarbt und können nicht optimal funktionieren.

Häufig funktioniert dann auch die Progesteronproduktion nicht im normalen Umfang.

So kann es zu einer Östrogendominanz kommen.

Bei guter und sorgfältiger Behandlung können Eierstockentzündungen jedoch auch vollständig ausheilen und haben dann keine Hormondefizite zur Folge.

Jahreszeitlich bedingter Lichtmangel

Dass der Lichtmangel im Winter zu Depressionen führen kann, ist inzwischen allgemein bekannt.

Winterlicher Lichtmangel kann jedoch auch noch andere Probleme verursachen oder zumindest begünstigen.

Man hat beobachtet, dass die PMS-Probleme bei vielen Frauen im Winter erheblich stärker ausgeprägt sind als im Sommerhalbjahr.

Das deutet darauf hin, dass der Lichtmangel im Winter möglicherweise die Produktion von Progesteron bremst oder die Östrogenproduktion steigert.

Genaue Studien zu diesem Thema sind bislang nicht bekannt.

Man kann diese Information jedoch trotzdem hilfreich für sich nutzen und im Winterhalbjahr möglichst viel an die frische Luft gehen und im Haus für helle Beleuchtung sorgen.

Auch sogenannte Lichtduschen sollen in der Lage sein, den winterlichen Lichtmangel auszugleichen. Lichtduschen sind spezielle Lampen, vor die man sich täglich eine halbe Stunde bis mehrere Stunden lang setzt, um Licht zu tanken.

Körpervorgänge bei Östrogen-Dominanz

Um die zahlreichen Beschwerden durch Östrogen-Dominanz nachvollziehen zu können, ist es hilfreich, wenn man die Körpervorgänge bei der Östrogen-Dominanz verstehen lernt.

Bei der Östrogendominanz geht es in erster Linie um eine Unausgewogenheit der weiblichen Geschlechtshormone.

Was sind Hormone?

Hormone sind körpereigene chemische Substanzen, die zur Steuerung der Körperfunktionen benötigt werden.

Die meisten Hormone werden von bestimmten Hormondrüsen hergestellt und wandern dann sehr schnell durch den Blutkreislauf zu ihrem Wirkungsort. Manche Hormone werden auch in ganz normalen Körperzellen hergestellt, beispielsweise in den Fettzellen.

Einige Hormone haben eine ganz spezielle Wirkung, aber die meisten Hormone weisen gleich ein ganzes Bündel von Wirkungen auf. Das Praktische daran ist, dass nur ein Hormon produziert werden muss, um die verschiedenen Teilbereiche einer größeren Aufgabe erledigen zu können.

Das lässt sich besonders gut am Beispiel des Adrenalins erklären:

Adrenalin wird in Stresssituationen ausgeschüttet, um den Körper auf Kampf oder Flucht vorzubereiten. Dazu erledigt es verschiedene Teilaufgaben. Herzschlag und Atmung werden beschleunigt und der Blutdruck erhöht. Das dient einer erhöhten Leistungsfähigkeit beim Rennen oder Kämpfen. Im Blut wird vermehrt Zucker als Energiequelle zur Verfügung gestellt. Die Verdauung wird gebremst, weil die Energie für den Kampf benötigt wird.

So bezieht sich die Wirkung eines einzelnen Hormons auf ganz unterschiedliche Körperbereiche.

Umgekehrt ist es aber auch so, dass besonders wichtige Aufgaben von mehreren Hormonen geregelt werden, z.B. die Fortpflanzung oder der Stoffwechsel.

Diese verschiedenen Hormone stehen meistens auf komplexe Weise miteinander in Wechselwirkung.

Selbst Hormone, bei denen man keine Wechselwirkung erwartet, haben oft eine hemmende oder verstärkende Wirkung aufeinander. Das betrifft unter anderem Östrogen und Schilddrüsenhormone, Insulin und Nebennierenhormone.

Daher kommt es, dass eine Östrogendominanz sich auch auf die Funktion der anderen Hormone auswirkt.

Man kann sich das Miteinander der Hormone vorstellen, wie ein Orchester, das eine komplizierte Musik spielt. Wenn nur eines der Instrumente (Hormone) aus dem Takt gerät, droht die ganze Musik zu entgleisen und schräg zu klingen.

Die Hormondrüsen sitzen teilweise im Gehirn. In diesen Hormondrüsen werden vor allem Hormone produziert, die die Ausschüttung von anderen Hormonen steuern.

Die wichtigsten Hormondrüsen des Gehirns sind:

- Zirbeldrüse - Epiphyse
- Hirnanhangdrüse - Hypophyse
- Hypothalamus

Andere Hormondrüsen sitzen im Körper verteilt. Die wichtigsten Hormondrüsen im Körper heißen:

- Eierstöcke / Hoden
- Schilddrüse
- Nebenschilddrüse
- Nebenniere
- Inselzellen der Bauchspeicheldrüse

Die Hormone sind relativ kleine Moleküle, was es ihnen ermöglicht, leicht durch Zellmembranen zu wandern und daher überall verfügbar zu sein.

Nach Gebrauch werden die Hormone häufig in andere Hormone umgewandelt oder zu unwirksamen Stoffen abgebaut.

Östrogen

Die Östrogene sind eine ganze Familie von Hormonen, die chemisch verwandt sind.

Sie sind die bekanntesten Hormone des weiblichen Körpers.

Entstehung

Östrogene werden vor allem im Eierstock, aber auch im Gelbkörper und in geringen Mengen in der Nebennierenrinde gebildet.

Auch in anderen Körpergeweben, z.B. Fettgewebe, Muskeln und Knochenmark werden geringe Mengen Östrogen produziert. Daher haben dicke Frauen meistens einen höheren Östrogenspiegel als magere Frauen.

In der Schwangerschaft bildet auch die Plazenta große Mengen Östrogene.

Selbst bei Männern werden geringe Mengen Östrogen in den Hoden produziert.

Die Produktion der Östrogene im Eierstock wird durch die Hormone FSH (Follikel-stimulierendes Hormon) und LH (Luteinisierendes Hormon), die in der Hirnanhangdrüse gebildet werden gesteuert.

Teilweise ist das Ausgangsmaterial für Östrogene das Progesteron.

Östrogen-Arten

Über dreißig Hormone gehören zur Familie der Östrogene.

Ursprünglich wurden die meisten dieser Hormone am Anfang mit "Ö" geschrieben, aber da die Fachliteratur vorwiegend in englisch vorliegt und es im Englischen kein "Ö" gibt, hat es sich eingebürgert, die Hormonbezeichnungen mit "E" zu beginnen.

Es geht also um "Estrogene".

Natürliche Östrogene

- Östradiol-17-beta (Estradiol): Wichtigstes Östrogen vor der Menopause
- Östron (Estron): Wichtigstes Östrogen nach der Menopause, schwächer als Östradiol

84

- Östriol (Estriol): Produktion vor allem in der Schwangerschaft, schwach wirksam, aber mild und nebenwirkungsarm

Als Östrogen-Ersatz wird in den Wechseljahren bevorzugt Östrogen aus dem Harn trächtiger Stuten gewonnen.

Künstliche Östrogene

Künstliche Östrogene werden unter anderem für die Pille zur Empfängnisverhütung eingesetzt.

- Ethinylöstradiol (Ethinylestradiol)
- Stilben
- Mestranol
- Epimestrol
- Polyestradiol
- Quinestrol
- Östradiol-17-alpha

Zu pflanzlichen Östrogenen siehe: Phytohormone, Seite 126.

Östrogen-Spiegel

Da es verschiedene Östrogen-Arten gibt, gibt es auch unterschiedliche Östrogenspiegel-Werte im Blut, je nach Östrogen-Sorte.

Die Östrogenspiegel schwanken je nach Lebensphase und auch innerhalb des Menstruationszyklus.

17-beta-Östradiol	Spiegel
Im fruchtbaren Alter:	
Vor dem Eisprung:	30 - 300 ng/l
Um den Eisprung:	100 - 600 ng/l
Nach dem Eisprung:	100 - 300 ng/l
In den Wechseljahren:	< 10 ng/l
Östron:	
Im fruchtbaren Alter:	
Vor dem Eisprung:	37 - 140 ng/l

Um den Eisprung:	60 - 230 ng/l
Nach dem Eisprung:	50 - 120 ng/l
In den Wechseljahren:	15 - 100 ng/l
Östriol	
Um den Eisprung	300 - 6.000 ng/l
Schwangerschaft:	600 - 40.000 ng/l

Aufgabe

Die Östrogene sorgen für die Gestalt des weiblichen Körpers, seine Rundungen, die Brüste und die Feuchtigkeit der Schleimhäute im Genitalbereich.

Auch für die Hautelastizität, den Fett- und Knochenstoffwechsel sind die Östrogene zuständig.

Östrogene steuern auch die Libido.

Der Eisprung wird durch Östrogene ermöglicht und auch Schwangerschaften können nur mithilfe von Östrogenen geschehen.

Im Periodenzyklus wird die Gebärmutterschleimhaut durch den Einfluss von Östrogenen gebildet.

Wirkungen der Östrogene

Die Wirkungen der Östrogene ergeben sich weitgehend aus ihren Aufgaben.

Sie haben jedoch auch einige zusätzliche Wirkungen.

- Heranreifen des Eis (zusammen mit anderen Hormonen)
- Aufbau der Gebärmutterschleimhaut
- Erhalt einer Schwangerschaft
- Rundungen des weiblichen Körpers
- Aufbau der Brüste
- Gewebeaufbau allgemein
- Speicherung von Körperfett
- Aufbau der Scheidenschleimhaut

- Produktion der Scheidenfeuchtigkeit
- Steuerung der Libido
- Förderung der Hautelastizität
- Erhalt der Knochenmasse
- Erhöhung des Blutzuckers
- Erhöhung der Blutgerinnung
- Erhöhung des Blutdrucks
- Zurückhaltung von Salzen und Wasser
- Verringerung des Sauerstoffs in den Zellen
- Verringerung der Zink-Vorräte

Auf die Libido haben Östrogene keine eindeutige Wirkung, denn sowohl zu viel als auch zu wenig Östrogene können die Libido hemmen. Nur bei einem ausgeglichenen Östrogenspiegel, im Zusammenspiel mit anderen Hormonen, kann sich die Libido optimal entfalten. Vor allem genug Progesteron, aber auch ein wenig Testosteron sind für eine erfreuliche Libido notwendig.

Symptome bei sinkendem Östrogenspiegel

Ein sinkender Östrogenspiegel tritt vor allem in den mittleren und späteren Phasen der Wechseljahre auf. Auch eine Entfernung der Eierstöcke bewirkt einen abrupt sehr stark sinkenden Östrogenspiegel.

Viele typische Wechseljahrsbeschwerden werden allgemein auf einen sinkenden Östrogenspiegel geschoben. Das trifft aber nicht bei all diesen Beschwerden zu.

Diese Fehlinterpretation hängt damit zusammen, dass im Zusammenhang mit den Wechseljahren vorwiegend auf die Östrogene geachtet wird, das genau so wichtige Progesteron wird häufig ignoriert. Dies ist sogar bei zahlreichen Ärzten und in medizinischen Sachtexten der Fall.

Manche Beschwerden treten sogar sowohl bei einem erniedrigten als auch bei einem erhöhten Östrogenspiegel auf.

Folgende Symptome sind typisch für einen niedrigen Östrogenspiegel:

- Empfindlichkeit
- Weinerliche Stimmung
- Depressive Verstimmung

- Hitzewallungen
- Nachtschweiß
- Schlafstörungen
- Scheidenentzündungen
- Blasenentzündungen
- Schwache Blase
- Belastungs-Inkontinenz
- Trockene Scheide
- Dünnere Scheidenwand
- Trockene Haut
- Falten
- Konzentrationsschwäche
- Schwache Libido
- Schmerzen bei der Periode
- Verlängerte Zyklen
- Ausfallende Menstruationen
- Stärkere oder schwächere Menstruation
- Zwischenblutungen
- Schmierblutungen

Symptome bei erhöhtem Östrogenspiegel

Eine Reihe von Beschwerden tritt bei einem erhöhten Östrogenspiegel auf.

Dabei ist es weitgehend unerheblich, ob der Östrogenspiegel in absoluten Werten erhöht ist, oder ob das Östrogen nur durch einen Progesteronmangel eine dominante Wirkung hat. Bei Östrogen-Dominanz, also einem relativen Zuviel an Östrogen, kommen jedoch noch Symptome des Progesteronmangels hinzu.

Ein absolut erhöhter Östrogenspiegel kann durch folgende Faktoren begünstigt oder verursacht werden.

- Veranlagung zu einem hohen Östrogenspiegel
- Übergewicht
- Pille
- Hormontherapie
- Östrogene in der Nahrung
- Östrogene im Trinkwasser

- Weichmacher im Plastik

Folgende Symptome sind für einen absolut oder relativ erhöhten Östrogenspiegel typisch:

- Reizbarkeit
- Weinerliche Stimmung
- Depressive Verstimmung
- Kopfschmerzen
- Scheidenentzündungen
- Brustspannen
- Schwindel
- Übelkeit
- Erbrechen
- Wadenkrämpfe
- Ödeme, Wassereinlagerungen
- Übergewicht
- Dicker Bauch
- Bluthochdruck
- Erhöhte Blutzuckerwerte
- Gelbliche Haut
- Schwache Libido
- Gallensteine
- Zinkmangel
- Starke Menstruation
- Verfrühte Pubertät
- Brustbildung bei Männern (Gynäkomastie)
- Erhöhte Brustkrebs-Gefahr
- Erhöhte Gebärmutterkrebs-Gefahr

Teilweise kommt es sowohl bei niedrigem als auch bei erhöhtem Östrogenspiegel zu den gleichen Symptomen, z.B. weinerliche Stimmung. Das liegt daran, dass diese Symptome auftreten, wenn der Östrogenspiegel aus dem Gleichgewicht gerät, egal in welche Richtung.

Sinn und Nutzen einer Östrogentherapie

Nur in relativ wenigen Fällen scheint eine Östrogenbehandlung nötig und sinnvoll zu sein.

Diese Aussage steht in krassem Widerspruch zu der immer noch häufig eingesetzten Hormonersatz-Therapie (HRT) gegen Wechseljahrs-beschwerden.

Problematik der Hormonersatz-Therapie

Schon früh wurde erkannt, dass eine reine Östrogenbehandlung die Entstehung von Gebärmutterschleimhaut-Krebs und Brustkrebs fördert.

Quasi als Gegenmittel wurden der Behandlung dann Gestagene beigefügt. Diese konnten zwar die Krebsrate wieder senken, haben aber eigene Nebenwirkungen.

Erst im Jahr 2002 wurde eine großangelegte Studie zur Hormonersatz-therapie ausgewertet und veröffentlicht.

Diese WHI-Studie (Women´s Health Initiative) untersuchte zahlreiche Frauen nach der Menopause auf die Auswirkungen der Hormonersatz-Therapie.

Die Ergebnisse waren so erschreckend, dass die Studie vorzeitig abgebrochen wurde. Es stellte sich nämlich heraus, dass die Hormontherapie mit Östrogenen und Gestagen die Erkrankungsrate für folgende Erkrankungen erheblich erhöhte:

- Brustkrebs
- Schlaganfall
- Herzinfarkt

Die Ergebnisse dieser Studie waren ein Schock für alle Betroffenen und bewirkten, dass die Hormonersatz-Therapie nicht mehr so unbefangen eingesetzt wird wie zuvor.

Andere Studien bestätigten später die Ergebnisse der WHI-Studie, sodass die Erkenntnisse eigentlich als gesichert gelten können.

In den USA sank die Anzahl der Hormontherapien in Folge der Studie auf etwa die Hälfte.

Sinnvoller Einsatz von Östrogenen - Östriol

Auch wenn die Verabreichung von Östrogenen problematisch ist, gibt es Situationen, in denen es sinnvoll ist Östrogene anzuwenden.

Zunächst kann man immer versuchen, bestehende Beschwerden mithilfe von Progesteron in den Griff zu bekommen.

Manchmal reicht die Progesteronbehandlung jedoch nicht aus, vor allem in der Postmenopause, wenn die körpereigene Östrogenproduktion schon sehr niedrig ist. Auch bei einer Totaloperation, wenn die Eierstöcke entfernt wurden, ist die Östrogenproduktion so niedrig, dass eine Östrogengabe sinnvoll sein kann.

Manchmal sind es extrem starke Hitzewallungen, die für eine Östrogenbehandlung sprechen, manchmal auch sehr trockene Vaginalschleimhäute, die Scheiden-Entzündungen zur Folge haben.

Bei einer bestehenden Osteoporose kann eine vorübergehende Östrogenbehandlung auch sinnvoll sein, um die Zeit zu überbrücken, die das zusätzlich angewandte Progesteron braucht, um die Knochen-Neubildung anzuregen.

Wenn man um eine Östrogenbehandlung nicht herum kommt, ist es sinnvoll, die Östrogen-Art einzusetzen, die am wenigsten schädlich ist.

Das unschädlichste und sanfteste Östrogen ist das Östriol.

Normalerweise kommt es vor allem in der Schwangerschaft vermehrt vor.

Vom Östriol braucht man größere Mengen als von anderen Östrogenen, um die gewünschte Wirkung zu erzielen.

Aber es wirkt kaum oder gar nicht krebsfördernd und hat auch sonst kaum Nebenwirkungen. Östriol hat möglicherweise sogar eine schützende Wirkung gegen Brustkrebs.

Östriol ist besonders geeignet, wenn man starke Probleme mit vaginaler Trockenheit hat. Diese Trockenheit führt häufig zu Scheiden- und Blasenentzündungen.

In diesen Fällen kann man sich eine Östriol-Creme verschreiben lassen und diese im Vaginalbereich auftragen und einführen.

Als Dosis bei einer Östriol-Creme ist eine 0,1% Konzentration möglich.

Davon wendet man täglich 1/4 bis 1/2 Teelöffel an.

Alternativ dazu kann man auch andere Vaginalgels ohne Östrogene versuchen.

Progesteron - Gelbkörperhormon

Das Hormon Progesteron wird vom Gelbkörper (Corpus luteum) im Eierstock gebildet.

Daher wird dieses Hormon häufig auch "Gelbkörperhormon" genannt.

Das Progesteron wurde 1929 von den Forschern Corner und Allen entdeckt.

Es ist das einzige Hormon der Progesteron-Familie, das bedeutet, dass es keine wirklich engen Verwandten hat. Entferntere Verwandte des Progesterons sind die Östrogene, Testosteron, Kortikosteroide, DHEA und die künstlichen Gestagene.

Progesteron kann man in vieler Hinsicht als eine Art Gegenspieler des Östrogens betrachten. Beide fördern jedoch auf der anderen Seite die Sensibilität für das jeweils andere Hormon, sodass sie sich auch in ihrer Arbeit unterstützen. Außerdem kann Östrogen aus Progesteron gebildet werden. Umgekehrt funktioniert das jedoch leider nicht.

Progesteronmangel kann schon in der Pubertät auftreten, wenn der weibliche Zyklus noch nicht eingespielt ist.

Bei vielen Frauen tritt Progesteronmangel auch in ihren fruchtbaren Jahren auf. Es tritt dann als prämenstruelles Syndrom (PMS) in Erscheinung und führt manchmal auch zu Unfruchtbarkeit.

In den Wechseljahren ist Progesteron das erste Hormon, das weniger wird. Daher ähneln die ersten Jahre des Klimakteriums häufig einem PMS als Dauerzustand.

Entstehung

Wie der deutsche Name „Gelbkörperhormon" schon andeutet, wird Progesteron vorwiegend vom sogenannten Gelbkörper (Corpus luteum) hergestellt. Der Gelbkörper entsteht im Eierstock nach dem Eisprung aus den Resten des Ei-Follikels.

Auch von der Nebennierenrinde und anderen Geweben wird Progesteron produziert. In der Schwangerschaft stellt die Plazenta große Mengen Progesteron her.

Der Ausgangsstoff für die Progesteron-Herstellung ist Cholesterin, woran man erkennen kann, dass Cholesterin nicht nur ein Bösewicht ist. Es ist sogar für den Körper ein lebenswichtiger Stoff. (Außer bei der Hormonherstellung wird Cholesterin auch für die Zellwände gebraucht. Nur wenn zu viel Cholesterin im Blut ist, ist Cholesterin schädlich.)

Progesteron-Spiegel

Der Progesteronspiegel schwankt stark je nach Lebensphase und auch innerhalb des Monats.

In der nachfolgenden Tabelle finden Sie in der mittleren Spalte die Tagesproduktion des Progesterons in der jeweiligen Phase. In der rechten Spalte finden Sie die Normalwerte des Progesteronspiegels bei Untersuchungen des Blutserums.

	Tägliche Produktion	Spiegel im Blutserum/Plasma
Im fruchtbaren Alter:		
Vor dem Eisprung	5 - 10 mg	0,2 - 2 ng/ml
Um den Eisprung	10 - 20 mg	0,8 - 3 ng/ml
Nach dem Eisprung	20 - 50 mg	3,3 - 27 ng/ml
Schwangerschaft	bis 400 mg	4 - 200 ng/ml
Nach den Wechseljahren	10 mg	0,1 - 0,8 ng/ml
Männer	5 - 15 mg	0,2 - 1,2 ng/ml

Aufgabe

Die Hauptaufgabe des Progesterons besteht darin, die Gebärmutterschleimhaut auf eine mögliche Schwangerschaft vorzubereiten. Zu diesem Zweck wird die Gebärmutterschleimhaut verdickt und besonders gut durchblutet.

Wenn keine Befruchtung des Eis stattgefunden hat, lässt die Produktion des Progesterons nach einigen Tagen wieder nach und etwa zwei Wochen nach dem Eisprung wird die verdickte Gebärmutterschleimhaut ab-gestoßen. Dieser Vorgang stellt dann die Menstruationsblutung dar.

In einer Schwangerschaft ist der Progesteronspiegel deutlich erhöht. Das Hormon sorgt dann dafür, dass sich die Gebärmuttermuskulatur an das wachsende Baby anpasst.

Diese Aufgabe hat dem Progesteron auch seinen Namen gegeben. „Pro" heißt nämlich „für" oder „fördern" und „Gestation" bedeutet „Schwangerschaft".

Der hohe Progesteronspiegel, der nach dem Eisprung vorliegt, verhindert unter anderem auch die Weiterreifung der Eier im anderen Eierstock, sodass es nicht zu einem weiteren Eisprung kommt. Nur selten kommt es zu mehreren Eisprüngen, was dann zweieiige Zwillinge zur Folge haben kann. Die verhindernde Wirkung auf einen weiteren Eisprung erklärt auch die verhütende Wirkung des Progesterons (und der Gestagene), wenn es als Minipille eingesetzt wird.

Außerdem hat das Progesteron zahlreiche Wirkungen im ganzen Körper (siehe unten).

Außer für die ihm eigenen zahlreichen Aufgaben, dient Progesteron als Ausgangsstoff für mehrere andere Hormone. Aus Progesteron werden unter anderem Östrogene, Testosteron und Kortikosteroide (z.B. Korti-son) gebildet.

Falls ein Progesteronmangel herrscht, können daher nicht nur die Aufga-ben des Progesterons unzureichend erfüllt werden. Es kann auch zu ei-nem Mangel an den zahlreichen Folgehormonen kommen mit entspre-chenden Beschwerden.

Falls ausreichend vorhanden, springt in solchen Fällen das Hormon DHEA ein, das auch ein Vorläufer für die Geschlechtshormone ist. Beim Umweg über DHEA spielen jedoch männliche Hormone eine dominan-tere Rolle, als wenn genügend Progesteron vorhanden ist. Daher kommt es bei Progesteronmangel häufig zu einer gewissen Vermännlichung und Frauen, beispielsweise durch Bartwuchs.

Wenn genug Progesteron im Körper vorhanden ist, werden zusätzliche Mengen dieses Hormons also in andere Hormone umgewandelt. Wenn auch diese Hormone ausreichend vorhanden sind, wird das überschüssige Progesteron in der Leber neutralisiert und über Stuhl und Urin ausgeschieden.

94

Wirkungen des Progesterons

Ein Teil der Wirkungen des Progesterons lässt sich direkt aus seinen Hauptaufgaben ableiten.

Außerdem hat das Progesteron noch weitere Wirkungen, die teilweise den ganzen Körper und auch die Psyche betreffen.

Progesteron hat folgende Wirkungen:

- Vorbereitung der Gebärmutterschleimhaut auf eine Schwangerschaft
- Anpassung der Gebärmutter an eine Schwangerschaft
- Fördert das Leben des Embryos in der Schwangerschaft
- Abbau der Gebärmutterschleimhaut, wenn keine Schwangerschaft vorliegt
- Auslösung einer Menstruationsblutung
- Schutz vor Brust-Knötchen und Brustkrebs
- Schutz vor Krebs des Endometriums (Gebärmutterschleimhaut-Krebs)
- Abbau von Fett zur Energienutzung
- Erhöhung der Sauerstoffmenge in den Körperzellen
- Förderung einer guten Stimmung (antidepressive Wirkung)
- Stärkung der Aktivität
- Fördert den Knochenaufbau
- Förderung der Harnproduktion und Ausscheidung
- Förderung des Sauerstoffs in den Zellen
- Regulierung des Blutzuckerspiegels
- Unterstützung der Schilddrüsenhormone
- Vorstufe des Hormons Corticosteron.
- Regulierung des Zink-Spiegels im Körper
- Regulierung des Kupfer-Spiegels im Körper
- Stärkung der Blutgefäße
- Verringerung von Bluthochdruck
- Stärkung der Libido
- Stärkung des Immunsystems
- Verhinderung von Autoimmunkrankheiten
- Verhinderung von Allergien

Symptome bei sinkendem Progesteronspiegel

Progesteronmangel kann in mehreren Lebensphasen und Situationen auftreten.

In der Pubertät ist ein zeitweiliger Progesteronmangel sehr verbreitet, weil sich die Hormonproduktion erst einspielen muss. Viele der typischen Pubertätsprobleme hängen mit einem Progesteronmangel zusammen.

Viele Frauen haben auch im Erwachsenenalter einen mehr oder weniger ausgeprägten Progesteronmangel. Er verursacht das gefürchtete prä-menstruelle Syndrom und kann auch Unfruchtbarkeit zur Folge haben.

Der Anfang der Wechseljahre ist meistens vor allem davon gekennzeich-net, dass der Progesteronspiegel allmählich sinkt. Die meisten der typi-schen Beschwerden dieser Lebensphase hängen mit dem Progesteron-mangel zusammen.

Progesteronmangel hat meistens auch eine Östrogendominanz zur Folge, denn wenn zu wenig Progesteron zur Verfügung steht, liegt ein Über-gewicht beim Östrogen vor.

Folgende Symptome sind typisch für Progesteronmangel:

- Reizbarkeit
- Ungeduld
- Zornausbrüche
- Stimmungsschwankungen
- Schwitzneigung
- Hitzewallungen
- Müdigkeit
- Kopfschmerzen
- Geschwollene Brüste
- Dicker Bauch
- Gewichtszunahme
- Vor der Periode: Gewichtszunahme
- Bartwuchs - Hirsutismus
- Haarausfall
- Schmerzen bei der Periode
- Kürzere Menstruationszyklen
- Stärkere oder schwächere Menstruation
- Zwischenblutungen

- Schmierblutungen

Symptome bei erhöhtem Progesteronspiegel

Erstaunlicherweise kommt ein zu hoher Progesteronspiegel mit unangenehmen Nebenwirkungen als natürliches Phänomen so gut wie nicht vor.

Möglicherweise liegt das daran, dass Progesteron zu Östrogen oder Testosteron umgebaut wird, wenn mehr als genug Progesteron im Körper vorhanden ist.

In einer Schwangerschaft liegt die tägliche Progesteronproduktion des Körper mindestens acht Mal so hoch wie an den Tagen nach dem Eisprung. Daher kommt der Körper meistens auch mit einem erhöhten Progesteronspiegel problemlos klar.

In seltenen Fällen kann es bei einer Behandlung mit einem Progesteronpräparat, z.B. Progesteroncreme oder Progesteronkapseln zu Nebenwirkungen kommen. Dies tritt vorwiegend bei Menschen auf, die ganz besonders sensibel auf Progesterongaben reagieren. Die meisten Menschen vertragen auch starke Überdosierungen problemlos.

Erheblich häufiger kann es bei der Gabe von Gestagenen, den künstlichen Verwandten des Progesterons zu Nebenwirkungen kommen. Dies liegt daran, dass die Gestagene etwas anders aufgebaut sind als das Progesteron und daher vom Körper nicht so gut angenommen werden.

Die Beschwerden, die bei erhöhter Progesteronzufuhr auftreten können, ähneln paradoxerweise teilweise den Beschwerden bei Progesteronmangel. Dieses Phänomen haben wir aber auch schon bei den Östrogenen festgestellt. Es scheint für Hormone typisch zu sein, dass sie jeweils ähnliche Symptome hervorrufen, wenn sie aus der harmonischen Mitte geraten sind.

Folgende Symptome können eventuell bei einer erhöhten Progesteronzufuhr auftreten:

- Müdigkeit
- Benommenheit
- Sehstörungen
- Depressive Verstimmungen
- Schwindelgefühl
- Kopfschmerzen

In seltenen Fällen auch:

- Magenbeschwerden
- Darmbeschwerden
- Niedriger Blutdruck
- Allergische Hautreaktionen
- Spannungsgefühl in den Brüsten

Gestagene

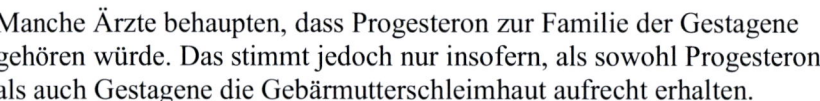

Gestagene sind relativ eng verwandt mit dem Progesteron.

Manche Ärzte behaupten, dass Progesteron zur Familie der Gestagene gehören würde. Das stimmt jedoch nur insofern, als sowohl Progesteron als auch Gestagene die Gebärmutterschleimhaut aufrecht erhalten.

Dies ist auch die Definition, die festlegt, ob ein Hormon zur Gruppe der Gestagene gehört.

Ansonsten unterscheiden sich Progesteron und Gestagene jedoch erheblich. Auch die verschiedenen Gestagene untereinander haben teilweise sehr unterschiedliche Wirkungen. Die meisten ähneln in ihrer Wirkung teilweise mehr den Östrogenen als dem Progesteron.

Trotzdem werden Gestagene von vielen Ärzten irrtümlicherweise als gleichartiger Ersatz für Progesteron betrachtet.

Im englischen Sprachraum werden Gestagene auch "Progestine", "Progestativa" oder "Progestogene" genannt, was die Verwandtschaft zum Progesteron besonders hervorhebt.

In vielen Schriften und auch in den Köpfen zahlreicher Ärzte und Medizinjournalisten herrscht eine gewisse Sprachverwirrung, sodass Progesteron und Gestagene häufig verwechselt werden. Teilweise führt das zu erheblichen Missverständnissen.

Im Unterschied zum Progesteron kommen Gestagene nämlich nicht im menschlichen Körper vor. Sie wurden von Menschen chemisch konstruiert und künstlich hergestellt.

Eine der Folgen dieser künstlichen Zusammensetzung der Gestagene ist, dass sie, anders als Progesteron, im Körper nicht zu anderen Hormonen umgebaut werden können. Die Feinregulierung durch Umbau fällt bei ihnen weg. Es kann also leichter zu einem Überschuss der Gestagene kommen. Dadurch kommt es auch häufiger zu Nebenwirkungen.

Typische Nebenwirkungen der Gestagene sind beispielsweise:

- Bluthochdruck
- Kopfschmerzen
- Schwindel
- Nervosität
- Depressionen
- Stimmungsschwankungen
- Juckreiz
- Brustschmerzen
- Ödeme
- Übergewicht
- Übelkeit
- Schlaflosigkeit
- Müdigkeit
- Allergien
- Thrombophlebitis
- Blasenentzündung

Außerdem verhindert die Einnahme von Gestagenen die körpereigene Produktion von Progesteron. Es kommt also zu einem verstärkten Mangel an körpereigenem Progesteron.

Dennoch werden Gestagene häufig zur Hormontherapie und auch als Verhütungsmittel verordnet. Die Minipille besteht ausschließlich aus Gestagenen.

Das mag daran liegen, dass man als Pharmahersteller mit Gestagenen besser Geld verdienen kann als mit dem echten Progesteron. Künstliche chemische Konstrukte, die von Menschen erdacht wurden, kann man nämlich patentieren lassen. Solch ein Patent ermöglicht bessere finanzielle Gewinne als wenn man ein Mittel ohne Patent herstellt und vertreibt.

Die Tatsache, dass in der Medizin meistens Gestagene verschrieben werden, wenn es darum geht, einen Progesteronmangel auszugleichen, nützt also in erster Linie den Pharmafirmen.

Gestagene haben jedoch den Vorteil, dass man sie gut als Tablette einnehmen kann, weil sie von der Leber nicht so gut umgebaut werden können, wie das echte Progesteron. Dieser Vorteil mag zur Verbreitung der Gestagene erheblich beigetragen haben.

Für den Anwender bedeuteten Gestagene, dass sie mit mehr Nebenwirkungen zu kämpfen haben und dass die Hormone meistens nicht so verträglich wirken wie es echtes Progesteron tun würde.

Diese Nachteile der Gestagene gegenüber dem Progesteron sind vielen Ärzten bisher nicht bekannt. Das liegt vielfach daran, dass die große Bedeutung von echtem Progesteron gegenüber Gestagenen bislang auch in der medizinischen Ausbildung und Fachliteratur weitgehend ignoriert wird.

Natürliches Progesteron

Dem "natürlichen Progesteron" ist auf Seite 110 ein extra Kapitel gewidmet, wo das Hormon und seine praktische Anwendung ausführlich beschrieben wird.

An dieser Stelle hier nur einige erläuternde Zeilen, weil hier das Hormon Progesteron aus biologischer Sicht beschrieben wird.

Die Bezeichnung "natürliches Progesteron" bedeutet nichts anderes als einfach nur "Progesteron".

Das "natürlich" wird nur hinzugefügt, um das echte Progesteron von den Gestagenen abzugrenzen, die das Progesteron in gewisser Weise imitieren.

Natürliches Progesteron wird jedoch nicht von Bäumen gepflückt und auch nicht aus Frauen oder Tieren gewonnen.

Im Gegensatz zur Vorstellung, die man mit "natürlich" verbindet, wird natürliches Progesteron in chemischen Labors hergestellt.

Als Ausgangssubstanz nimmt man die Yamswurzel oder Sojabohnenextrakte. Das immerhin entspricht der Vorstellung von "natürlich".

Eigentlich bezieht sich das "natürlich" im "natürlichen Progesteron" aber darauf, dass dieses Progesteron exakt dem Progesteron entspricht, das im menschlichen Körper vorkommt. Das ist zwar eigentlich doppelt gemoppelt, weil "Progesteron" alleine schon ganz klar ausdrückt, dass es sich um das bioidentische Progesteron wie im menschlichen Körper handelt.

100

Es gibt nur dieses eine Progesteron. Progesteron ist immer genau identisch aufgebaut, sonst wäre es gar kein Progesteron.

Dennoch kann es nötig sein, in Hinblick auf Medikamente auf "natürlichem Progesteron" zu bestehen, um nicht Gestagene zu erhalten.

Andere Geschlechtshormone

Außer den beiden wichtigsten weiblichen Hormonen Progesteron und Östrogen gibt es noch etliche andere Hormone, die im Fortpflanzungssystem eine Rolle spielen.

Hier werden die wichtigsten dieser Hormone kurz vorgestellt.

Follikel stimulierendes Hormon (FSH)

Das Follikel stimulierendes Hormon wird von der Hirnanhangdrüse (Hypophyse) im Gehirn ausgeschüttet. Genauer gesagt, wird es vom Hypophysenvorderlappen produziert.

Es hat die Aufgabe, bei der Frau die Bildung von Östrogenen anzuregen. Bei Männern regt es die Testosteron-Produktion an.

Während der Wechseljahre steigt die FSH-Produktion bis auf das 13-fache an, denn der Körper versucht, die Östrogen-Herstellung anzukurbeln, was aber auf Dauer nicht funktioniert. Der erhöhte FSH-Spiegel bleibt aber auch nach der Menopause erhalten.

Luteinisierendes Hormon (LH)

Das Luteinisierende Hormon wird, wie das FSH, vom Hypophysenvorderlappen in der Hirnanhangdrüse gebildet.

Es fördert bei der Frau die Reifung des Eis, den Eisprung und anschließend die Entstehung des Gelbkörpers. Beim Mann wird die Reifung der Spermien unterstützt.

Während der Wechseljahre steigt die FSH-Produktion bis auf das 3-fache an.

Gonadoliberin (GnRH)

Gonadoliberin regt die Ausschüttung von FSH und LH an. Es wird im Hypothalamus, einer Drüse im Gehirn hergestellt und wirkt auf den Hypophysenvorderlappen ein.

Prolaktin

Prolaktin hat gleich eine ganze Reihe von Synonymen und Abkürzung: PRL, laktrotropes Hormon, LTH, Laktotropin.

Dieses Hormon fördert die Entwicklung der Brustdrüse und die Milchproduktion nach der Geburt. Außerdem wird der Eisprung verhindert.

Durch die Unterdrückung des Eisprungs besteht in der Stillzeit eine, wenn auch unsichere, natürliche Empfängnisverhütung.

Prolaktin wird im Hypophysenvorderlappen gebildet.

In den Wechseljahren spielt das Prolaktin im Normalfall keine wesentliche Rolle.

Bei Milchaustritt während der Wechseljahre sollte man jedoch an einen eventuell erhöhten Prolaktin-Spiegel denken.

Prostaglandin

Prostaglandine sind eigentlich eine ganze Gruppe von Hormonen.

Sie kommen nahezu überall im Körper vor und haben vielfältige Aufgaben.

In größerer Menge werden Prostaglandine bei Männern in der Prostata gebildet, was ihnen auch ihren Namen eingebracht hat. Aber auch bei Frauen werden Prostaglandine gebildet.

Eine wichtige Aufgabe von Prostaglandinen ist die Auslösung der Geburt am Ende der Schwangerschaft.

In den Wechseljahren spielen Prostaglandine im Normalfall keine besondere Rolle.

DHEA (Dehydroepiandrosteron)

DHEA ist unter anderem eine Hormonvorstufe aus der Östrogen und Testosteron gebildet werden.

Es wird in der Nebennierenrinde und bei Frauen auch in den Eierstöcken produziert.

Das Besondere an DHEA ist, dass es mit etwa 25 Jahren in besonders hohen Mengen im Körper vorhanden ist und danach beständig absinkt.

Das Absinken des DHEA-Spiegels im Blut hängt also nicht mit den Wechseljahren zusammen, sondern verteilt sich über das gesamte Leben jenseits des 25. Lebensjahres.

Daher wird DHEA häufig als Jungbrunnen betrachtet und wird gerne als Anti-Aging-Mittel eingesetzt, doch diese Wirkung ist medizinischen Untersuchungen zufolge nicht haltbar.

Man kann zwar am DHEA-Spiegel gewisse Rückschlüsse auf das Alter von jemandem ziehen.

Man kann auch bei Menschen mit einem echten DHEA-Mangel, beispielsweise bei Nierenschäden, durch DHEA-haltige Medikamente die gesundheitlichen Probleme ausgleichen.

Aber bei Menschen mit einem altersgemäßen niedrigen DHEA-Spiegel kann man durch DHEA-Gaben nicht die Jugend zurückbringen, auch wenn das von vielen Anbietern gerne behauptet wird.

DHEA wird eine günstige Wirkung auf folgende Erkrankungen zugesprochen:

- Diabetes
- Übergewicht
- Herz-Kreislauf-Erkrankungen
- Erhöhte Blutfettwerte
- Krebs
- Gedächtnisstörungen
- Alzheimer
- Chronische Müdigkeit
- Immunschwäche
- Alterserscheinungen

Die Erforschung von DHEA steckt jedoch noch in den Kinderschuhen. Daher kann man kaum sagen, in wie weit es Sinn macht, obige Erkrankungen mit DHEA zu behandeln.

Androgene - Testosteron

Auch bei Frauen werden in geringen Mengen männliche Hormone (Androgene) hergestellt.

Das wichtigste Männerhormon ist das Testosteron, das unter anderem für die stärkere Körperbehaarung der Männer sorgt.

Wenn die typisch weiblichen Hormone in den Wechseljahren weniger werden, kommt es zu einer relativen Verstärkung der Androgene, was in manchen Fällen zu leichtem Bartwuchs bei Frauen führt.

Hormone im Menstruationszyklus

Bei Frauen wechseln die Hormonspiegel im Monatsrhythmus.

Dieser Tanz der Hormone ist nötig, um Monat für Monat die Fortpflanzungsorgane der Frau auf eine mögliche Schwangerschaft vorzubereiten.

Ein Ei wird zur Reife gebracht und "springt" in der Mitte des Menstruationszyklus aus dem Eierstock in den Eileiter.

Die Gebärmutterschleimhaut wächst, um einen eventuellen Embryo beherbergen zu können. Wenn es nicht zu einer Schwangerschaft kommt, wird die Schleimhaut wieder abgebaut, indem sie blutet und durch die Scheide ausfließt.

Diese Vorgänge wiederholen sich etwa alle 28 Tage, weshalb manchmal auch vom Mondrhythmus die Rede ist.

Die Abstände zwischen zwei Blutungen können aber auch zwischen 22 und 35 Tage sein. Diese Abstände gelten noch als normal.

Hormonelle Vorgänge im Monatszyklus

Der Östrogenspiegel und die Hormone LH (luteinisierendes Hormon) und FSH (Follikel stimulierendes Hormon) steigen an, um diese Vorgänge zu ermöglichen.

Nach dem Eisprung fällt der Spiegel von LH und FSH steil ab. Auch der Östrogenspiegel sinkt ab. Das Östrogen wird unter anderem mithilfe des Progesterons in Schach gehalten und neutralisiert. Das Progesteron wirkt in dieser Hinsicht quasi wie ein Gegenspieler des Östrogens.

Der Progesteronspiegel steigt nach dem Eisprung zunächst deutlich an, um die Gebärmutterschleimhaut auf eine eventuelle Schwangerschaft vorzubereiten. Sobald diese Aufgabe erledigt ist, sinkt auch der Progesteronspiegel ab.

Zu Beginn Periodenblutung haben dann alle Geschlechtshormone einen besonders niedrigen Wert.

Diagnose der Östrogen-Dominanz

Meistens kann man die Diagnose Östrogendominanz anhand der typischen Symptome stellen.

Die Kombination der Symptome ist sehr charakteristisch und tritt meistens in einem passenden Kontext auf, d.h. bei jüngeren Frauen vor der Periode und bei mittelalten Frauen zu Beginn der Wechseljahre.

Die Behandlung der Östrogendominanz ist ungefährlich. Daher kann man bei Verdacht auf Östrogendominanz mit einer Behandlung beginnen. Wenn die Behandlung hilft, weiß man, dass tatsächlich eine Östrogendominanz vorliegt.

Hormonuntersuchung

Eine Diagnose durch Hormontests liegt zwar nahe, die Tests führen aber nicht immer zu einem klaren Ergebnis.

Die Schwierigkeit der Diagnose durch Hormontest hängt damit zusammen, dass der Hormonspiegel nicht nur im Monatsverlauf sondern auch innerhalb eines Tages erheblich schwankt.

So kann es vorkommen, dass selbst mehrere Hormonuntersuchungen ein unauffälliges Ergebnis zeigen, obwohl eine deutliche Östrogendominanz vorliegt.

Blutuntersuchung

Die typische Hormonuntersuchung beim Frauenarzt wird am dritten Tag der Periodenblutung mithilfe einer Blutuntersuchung vorgenommen.

Dieser Zeitpunkt wird gewählt, weil die Hormone Östrogen und Progesteron dann relativ zuverlässig einen niedrigen Spiegel aufweisen.

Das ist für einige Untersuchungszwecke recht nützlich, aber auf diese Weise erfährt man beispielsweise nicht, ob in den Tagen vor der Periode ein Ungleichgewicht zwischen Östrogen und Progesteron bestand.

Zur Diagnose einer Östrogendominanz ist der beste Zeitpunkt für eine Blutuntersuchung zehn bis sieben Tage vor der nächsten Periodenblutung. In diesen Tagen sollte der Progesteronspiegel sehr hoch sein, zumindest wenn ein Eisprung erfolgt ist.

Für einen sichereren Überblick wäre es sinnvoll, die Blutuntersuchung fünf bis sechs Tage später zu wiederholen. Dann kann man sehen, ob der Progesteronspiegel eventuell zu früh wieder absinkt.

Dennoch kann man auch bei einer doppelten Untersuchung der Hormone im Blut zu falschen Ergebnissen kommen, denn jeder Monat und jeder Tag kann unterschiedlich sein, was die Hormonspiegel angeht.

Eine Blut-Hormonuntersuchung kann man von jedem Frauenarzt durchführen lassen. Meistens wird die Untersuchung von der Krankenkasse bezahlt.

Speicheltest

Zur Diagnose einer Östrogendominanz wird auch immer wieder ein Speicheltest empfohlen.

Im Speichel soll der Progesteronspiegel laut Dr. Lee zuverlässiger bestimmt werden können als durch Bluttests.

Am besten lässt man mindestens einen Monat lang alle paar Tage den Speichel untersuchen, um ein deutliches Bild der Progesteronwerte zu erhalten.

In Deutschland ist es jedoch gar nicht so einfach einen Speicheltest durchführen zu lassen. Die hiesigen Ärzte sind mit dieser Methode kaum vertraut. Außerdem werden Speichel-Hormontests meistens nicht von den Krankenkassen bezahlt.

Entdeckung der Östrogen-Dominanz

Schon um 1930 war bekannt, dass die Wechseljahre meistens mit einem Progesteronmangel beginnen.

Die besondere Bedeutung der Östrogendominanz für Frauen in jedem Alter wurde jedoch erst durch den amerikanischen Arzt Dr. John Lee entdeckt.

Dr. John Lee hatte zahlreiche Patientinnen, die unter Osteoporose litten und die aufgrund einer vorausgegangenen Krebserkrankung oder Diabetes kein Östrogen einnehmen durften.

Von Professor Ray Peat Ph.D. hatte Dr. Lee zuvor erfahren, dass man Progesteron in Cremeform gegen Osteoporose einsetzen kann. Dazu verwendete Professor Peat eine progesteronhaltige Feuchtigkeitscreme, die in den USA im Handel erhältlich war.

Angeregt vom Beispiel Professor Peats gab Dr. Lee seinen Patientinnen diese Progesteron-Creme, um sie gegen ihre Osteoporose anzuwenden. Die Ergebnisse waren überraschend positiv.

Nach und nach erkannte Dr. Lee die besondere Bedeutung des Hormons Progesteron. Mithilfe von Progesteron konnten zahlreiche Gesundheitsbeschwerden von Frauen fast jeden Alters gelindert werden.

Dr. Lee stellte fest, dass es vor allem um das Verhältnis zwischen Progesteron und Östrogen geht und nicht um die absolute Höhe der jeweiligen Hormonspiegel.

Er prägte auch den Begriff "Östrogendominanz".

Mitte der 1990er Jahre erschien Dr. Lees erstes Buch zu diesem Thema. In Deutschland erschien dieses Buch im Jahr 1997 unter dem Titel "Natürliches Progesteron: Ein bemerkenswertes Hormon".

Vor allem in englischsprachigen Ländern stießen die Erkenntnisse von Dr. Lee auf intensive Resonanz.

Es waren weniger die Ärzte als die betroffenen Frauen selbst, die die neu gewonnenen Erkenntnisse voller Interesse dankbar aufsogen.

Das Konzept der Östrogendominanz erklärte zahlreiche Frauenbeschwerden, für die die Medizin bisher keine zufriedenstellende Erklärung liefern konnte.

Die Idee der Östrogendominanz hat sich inzwischen stark herumgesprochen.

In angelsächsischen Ländern kann man Progesteronprodukte, vor allem Progesteroncremes rezeptfrei kaufen. Man erhält sie in Drogerien und sogar Supermärkten.

Auch in Deutschland ist das Konzept der Östrogendominanz inzwischen relativ bekannt, was vor allem den Büchern von Dr. Lee und seinen Anhängern und dem Internet zu verdanken ist.

Für viele Frauenärzte in Deutschland ist Östrogendominanz jedoch nach wie vor unbekannt.

Daher kann es auch mitunter schwierig sein, seinen Frauenarzt von Hormonuntersuchungen und einer Progesteronbehandlung zu überzeugen.

Östrogendominanz beim Mann

Obwohl die Östrogendominanz naturgemäß eher ein Frauenproblem ist, können auch Männer von Östrogen-Dominanz betroffen sein.

Östrogen wird bei Männern in den Hoden, in der Nebenniere und in den Fettzellen hergestellt. Auch ein Teil des Testosterons wird zu Östrogen umgebaut.

Auch Progesteron wird im Körper von Männern gebildet. Der Progesteronspiegel bleibt bei Männern meistens bis 60 oder 70 Jahre in etwa gleich hoch.

Wenn der Östrogenspiegel im Vergleich zum Progesteronspiegel zu hoch ist, kommt es auch bei Männern zu einer Östrogendominanz.

Dieses Ungleichgewicht kann, wie bei Frauen, durch innerliche Ursachen oder auch die äußerliche Faktoren, z.B. Östrogen in der Nahrung oder im Bier (Hopfen) hervorgerufen werden.

Die immer häufiger werdenden Xenoöstrogene in unserer Umgebung, beispielsweise in Kunststoffen können in zahlreichen Fällen zu einer männlichen Östrogendominanz führen.

Typische Beschwerden bei männlicher Östrogen-Dominanz können sein:

- Wachstum der Brust
- Runder Bauch
- Verringerter Bartwuchs

Es kann aber auch zu all den anderen Beschwerden kommen, die bei Östrogendominanz auftreten, natürlich abgesehen von Menstruationsbeschwerden.

Bei Männern spielt der Testosteronspiegel eine wichtige Rolle im Zusammenklang der Geschlechtshormone.

Testosteron kann zu viel Östrogen entgegenwirken, ebenso wie das Progesteron zu viel Östrogen ausgleicht.

Bei chronischen Krankheiten kommt es häufig zu Testosteronmangel. Auch das Absinken des Progesteronspiegels im Alter kann einen Testosteronmangel nach sich ziehen.

Der Testosteronmangel kann dann unter anderem eine Östrogendominanz hervorrufen. Er kann aber auch eigenständige Wirkungen haben.

Parallel zum Sinken des Testosteronspiegels steigt häufig der Spiegel des Dihydrotestosterons an. Dihydrotestosteron ist ein Verwandter des Testosterons. Doch es wirkt aggressiver als Testosteron. Es könnte sein, dass zu viel Dihydrotestosteron die Entstehung von Prostatakrebs fördert.

Der Testosteronmangel kann zudem noch eigene Beschwerden hervorrufen:

- Osteoporose
- Prostatavergrößerung

Progesteronbehandlung beim Mann

Bei Männern kann die Behandlung der Östrogendominanz generell genau so erfolgen wie bei Frauen.

Auch eine Behandlung mit natürlichem Progesteron ist möglich.

Meistens kommen Männer mit einer deutlich geringeren Progesteronmenge aus als Frauen.

Bei Männern braucht man die Behandlung nicht auf zwei bis drei Wochen pro Zyklus beschränken, weil Männer ja keinem Menstruationszyklus unterworfen sind.

Es kann jedoch sinnvoll sein, jeden Monat für ein paar Tage mit der Progesteron-Behandlung zu pausieren. Dann können sich die Progesteronrezeptoren im Körper erholen und das Progesteron kann anschließend wieder effektiv wirken.

Auch die anderen Behandlungsmöglichkeiten, die in den folgenden Kapiteln vorgestellt werden, können beim Mann helfen, das Hormonsystem wieder ins Gleichgewicht zu bringen.

Behandlung der Östrogen-Dominanz

Die Östrogendominanz kann man auf unterschiedliche Weise behandeln.

Die Art und Kombination der Behandlung hängt vom Schweregrad der Östrogendominanz ab und von den persönlichen Vorlieben.

Man kann die Östrogendominanz mit natürlichem Progesteron behandeln, das dem menschlichen Progesteron chemisch betrachtet vollständig entspricht.

Es gibt auch Pflanzen, die progesteronähnliche Wirkstoffe enthalten oder die körpereigene Progesteronproduktion ankurbeln können.

Auch mit Bewegung, der geeigneten Ernährung, reichlich Wasser trinken und verschiedenen Naturheilmethoden kann man die Behandlung der Östrogendominanz unterstützen.

Natürliches Progesteron

Natürliches Progesteron ist insofern natürlich, als es chemisch mit dem körpereigenen Progesteron identisch ist.

Eigentlich ist der Zusatz "natürlich" überflüssig, wenn man von Progesteron spricht, denn es gibt nur eine Art von Progesteron. Diese eine Art ist die Substanz, die auch im menschlichen Körper vorkommt.

Doch die Pharmaindustrie hat chemisch ähnliche Substanzen namens Gestagene entwickelt. Diese Gestagene werden häufig verschrieben, wenn jemand unter Progesteronmangel leidet. Gestagene wirken jedoch meistens nicht so gut wie das echte Progesteron und haben auch deutlich mehr Nebenwirkungen.

Um unmissverständlich klar zu machen, dass man keine Gestagene benutzen will, sondern echtes Progesteron, hat sich die Bezeichnung "natürliches Progesteron" eingebürgert.

Die medizinische Anwendung von Progesteron ist in Deutschland bisher nicht sehr verbreitet.

Es gibt hier nur wenige Präparate, die echtes Progesteron enthalten.

Vielen Frauenärzten in Deutschland ist die Anwendung von Progesteron auch nicht vertraut. Sie kennen nur die verbreiteten Östrogen- und Gestagen-Präparate.

Doch die Situation wird Jahr für Jahr besser, weil sich die Problematik mit der Östrogen-Dominanz allmählich auch in Ärztekreisen herumspricht.

Natürliches Progesteron ist im Allgemeinen sehr gut verträglich und hat nur selten Nebenwirkungen.

Diese gute Verträglichkeit liegt daran, dass es mit dem körpereigenen Progesteron absolut identisch ist.

Da Progesteron ein Hormon ist, sind Progesteron-Produkte in Deutschland verschreibungspflichtig.

Herstellung von natürlichem Progesteron

Natürliches Progesteron für die medizinische Anwendung wird normalerweise aus Pflanzen hergestellt.

Diese Herstellung geschieht in chemischen Laboren, was nicht der Vorstellung von etwas "natürlichem" entspricht.

Diese Art der Herstellung hat jedoch den Vorteil, dass dabei reines körperidentisches Progesteron entsteht. Außerdem ist das Progesteron durch diesen Herstellungsprozess standardisiert, sodass man es genau dosieren kann. Auch die Qualität des Progesteron ist durch diese Standardisierung gleichbleibend und zuverlässig.

Die Ausgangsmaterialien für das Progesteron entsprechen schon eher der Vorstellung von "natürlich", denn es handelt sich hierbei um Pflanzen.

Progesteron aus der Yams-Wurzel

Die wichtigste Pflanze zur Progesteronherstellung ist die Wurzel der wilden Yams.

Die wilde Yams ist vor allem in Mexiko heimisch. Dort wird sie auch angebaut, um daraus Progesteron herzustellen.

Die Yamswurzel enthält die chemische Substanz Diosgenin.

Diosgenin ähnelt entfernt dem Progesteron. Es wird auch als Phytohormon bezeichnet, weil es selbst gewisse Hormoneigenschaften hat.

Das Diosgenin ist dem Progesteron jedoch nicht so ähnlich, dass es unverarbeitet als vollständiger Progesteronersatz wirken kann. Es wird auch nicht im menschlichen Körper zu Progesteron umgebaut, wie manchmal vermutet wird.

Dennoch kann man die unverarbeitete Yamswurzel gegen Östrogendominanz einsetzen und erreicht damit manchmal eine lindernde Wirkung (siehe Seite 126).

Bis aus dem Diosgenin das echte Progesteron geworden ist, muss es mehrere chemische Zwischenstufen bei der Herstellung durchlaufen.

Zwei bis drei Monate Vorlauf

Bei der äußerlichen Anwendung von Progesteron wird das Progesteron durch die Haut transportiert und zunächst vom Unterhaut-Fettgewebe aufgenommen.

Wenn ein deutlicher Progesteron-Mangel besteht, sammelt sich das Progesteron zunächst im Fettgewebe an, weil dort ein Progesteronmangel herrscht. Nur ein Teil des Progesterons wird direkt ans Blut weiter geleitet. Von dort aus kann es dann zu den Zielorganen gelangen.

Es dauert etwa zwei bis drei Monate, bis die Speicher im Fettgewebe soweit aufgefüllt sind, dass vermehrt Progesteron ans Blut abgegeben wird.

Die Wirkung der Progesteron-Anwendung wird also nach zwei bis drei Monaten erheblich stärker als zuvor.

Man kann also nicht sofort die volle Wirkung der Progesteronbehandlung erwarten, sondern erst nach einer Anlaufzeit von mehreren Monaten.

Rhythmus der Progesteronbehandlung

Progesteron wird nicht ununterbrochen angewendet.

Im natürlichen Monatszyklus der Frau wird nur etwa zwei Wochen lang eine nennenswerte Menge Progesteron ausgeschüttet. Diese Progesteronausschüttung findet nach dem Eisprung statt, also in der zweiten Zyklushälfte.

Progesteronbehandlung bei regelmäßiger Periode

Damit die Progesteronbehandlung möglichst natürlich stattfindet, wendet man das Progesteronmittel am besten wie im Menstruationszyklus an, vor allem, wenn man noch einen mehr oder weniger regelmäßigen Zyklus hat.

Das bedeutet in der Praxis, dass man etwa am zwölften Tag nach Beginn der letzten Periode mit der Anwendung des Progesterons beginnt.

Sobald die nächste Periodenblutung auftritt, pausiert man für 12 - 14 Tage mit der Anwendung.

Progesteronbehandlung bei unregelmäßiger Periode

Wenn man mitten in den Wechseljahren steckt und die Menstruation sehr unregelmäßig geworden ist, sollte man dennoch einen möglichst regelmäßigen Rhythmus bei der Progesteronbehandlung einhalten.

Mindestens für eine Woche im Monate sollte man mit der Behandlung pausieren.

Wenn man die Progesteronbehandlung abbricht, kommt es meistens innerhalb von zwei Tagen zu einer Menstruationsblutung.

Falls es nicht zu einer Blutung kommt, ist das in der Perimenopause auch kein Problem. Es ist normal, dass die Zyklen immer unregelmäßiger werden, bis die Blutungen eines Tages dauerhaft ausfallen.

Eine Woche nach dem Abbruch kann man dann wieder mit der Progesteronbehandlung anfangen.

Bei vielen Frauen stellt sich durch die Progesteronbehandlung vorübergehend wieder ein halbwegs regelmäßiger Zyklus ein, auch wenn sie zuvor schon große Lücken zwischen ihren Blutungen hatten.

Progesteronbehandlung nach der Menopause

Auch wenn man keine Menstruationsblutung mehr hat, sollte man für mindestens eine Woche im Monat mit der Progesteronbehandlung aussetzen.

Pausen in der Anwendung sind wichtig, um die Wirkung des Progesterons zu erhalten.

Bei ununterbrochener Anwendung erlahmt die Sensibilität der Hormonrezeptoren. Daher kann das Progesteron dann nicht mehr gut genug wirken.

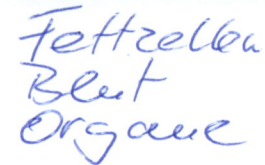

Nach der Menopause kann man sich eine fixe Woche im Monat heraussuchen, in der man mit der Progesteronbehandlung pausiert. Das kann beispielsweise die erste Woche des Monats sein.

Progesteron-Dosis

Die Dosis bei der Progesteron-Behandlung hängt in erster Linie von der individuellen Wirkung ab.

20 bis 30 mg pro Tag entsprechen der körpereigenen Produktion.

In der Praxis hängt die nötige Progesteron-Dosis auch vom Östrogenspiegel ab.

Dosis selber ausprobieren

Am besten probiert jede Frau für sich selber aus, welche Progesteronmenge ihr am besten hilft.

Diese optimale Menge kann im Laufe der Zeit auch wechseln. Daher sollte man flexibel sein.

Zwei Monate Anlaufzeit

In den ersten zwei bis drei Monaten braucht man häufig mehr Progesteron als später. Bei einem ausgeprägten Progesteronmangel füllen sich nämlich zunächst die Hormonspeicher in den Fettzellen. Nur ein Teil der zugeführten Menge steht zur aktiven Verfügung.

Wenn die leeren Speicher nach zwei bis drei Monaten aufgefüllt sind, beginnt erst die volle Wirkung der Progesteronbehandlung. Häufig kommt man dann mit weniger Progesteron aus, um die Beschwerden zu lindern.

Dosis bei PMS

Bei PMS muss die Progesteron-Dosis relativ hoch sein, weil noch viel körpereigenes Östrogen produziert wird. Man braucht also viel Progesteron, um das Östrogen auszugleichen. Kurz vor der Menstruation, wenn die Beschwerden am stärksten sind, kann man die Dosis deutlich erhöhen.

Dosis nach der Menopause

Nach der Menopause braucht man hingegen eher wenig Progesteron, weil auch nur noch wenig Östrogen produziert wird.

In dieser Lebensphase dient die Progesterongabe meistens vor allem der Osteoporose-Behandlung.

Wechselwirkung zwischen Progesteron und Östrogen

Progesteron und Östrogen erhöhen gegenseitig die Sensibilität für das jeweils andere Hormon.

Daher reagiert der Körper sensibler auf Östrogengaben, wenn man mit einer Progesteronbehandlung beginnt.

Wenn man also eine Östrogenbehandlung durchführt und dann zusätzlich Progesteron anwendet, reagiert man plötzlich erheblich empfindlicher auf das Östrogen. Es ist, als hätte man die Östrogendosis erheblich erhöht.

Es empfiehlt sich also, eine eventuelle Östrogengabe zu reduzieren (etwa auf die Hälfte), wenn man anfängt mit Progesteron zu behandeln.

Wenn man die bisherige Östrogendosis beibehalten würde, hätte man nämlich auf einmal mit zusätzlichen Problemen einer Östrogendominanz zu kämpfen.

Das erscheint zwar auf den ersten Blick paradox, leuchtet aber ein, wenn man sich bewusst macht, dass Progesteron die Sensibilität für Östrogen erhöht, und umgekehrt.

Auch ohne Östrogenbehandlung kann man zu Beginn einer Progesteronbehandlung unter verstärkten Symptomen der Östrogendominanz leiden. Das im Körper vorhandene Östrogen wird besser verwertet und so kann es unter anderem vorübergehend zu Brustspannen kommen.

Andere Wechselwirkungen des Progesterons

Eine Progesteronbehandlung hat auch Wechselwirkungen mit anderen Hormonen.

Die Schilddrüsenhormone werden vom Körper besser verwertet.

Eine Schilddrüsenunterfunktion kann daher geringer werden oder gar verschwinden.

Wenn eine vorhandene Schilddrüsenunterfunktion mit Schilddrüsen-hormonen behandelt wird, sollten daher regelmäßig die Hormonwerte im Blut kontrolliert werden.

Wenn der TSH-Wert absinkt, kann die Dosis der verabreichten Schild-drüsenhormone in den meisten Fällen verringert werden.

Als Schilddrüsenpatient sollte man also unter ständiger ärztlicher Über-wachung stehen, wenn man Progesteron anwendet.

Innerlich oder äußerlich

Normalerweise ist man es gewöhnt, "richtige" Medikamente innerlich einzunehmen.

Doch die äußerliche Anwendung von Geschlechtshormonen hat erheb-liche Vorteile.

Geschlechtshormone, also Östrogene, Testosteron und eben auch Pro-gesteron haben so kleine Moleküle, dass sie sehr gut durch die Haut wan-dern können.

First-Pass-Verlust bei innerlicher Anwendung

Bei der innerlichen Aufnahme des Progesterons geht eine Menge des Wirkstoffes durch den sogenannten First-Pass-Metabolismus verloren.

Progesteron wandert bei der innerlichen Aufnahme zunächst durch den Verdauungskanal bis zum Darm. Von dort aus gelangt es über die Pfort-ader zur Leber. In der Leber wird ein großer Teil des Progesterons um-gewandelt. Das umgewandelte Progesteron wird mit Glukuronsäure ver-bunden und anschließend als Gallensaft ausgeschieden.

Daher braucht man bei der innerlichen Anwendung erheblich höhere Dosen der Hormone, als wenn man sie äußerlich anwendet.

Geringe Nebenwirkungen bei äußerlicher Anwendung

Bei der äußerlichen Anwendung sind häufig auch die Nebenwirkungen geringer ausgeprägt als bei der innerlichen Anwendung. Beim natürlichen Progesteron kommt es bei der äußerlichen Anwendung im Normalfall zu gar keinen Nebenwirkungen.

Sublinguale Anwendung

Ein Kompromiss zwischen äußerlicher und innerlicher Anwendung kann die Anwendung unter der Zunge (sublingual) sein.

Bei dieser Art der Anwendung schluckt man eine Progesteronkapsel nicht herunter, sondern beißt sie auf und befördert das Innere der Kapsel unter die Zunge. Dort wird das Progesteron zu einem erheblichen Teil von der Mundschleimhaut aufgenommen. Dadurch wird der Verdauungkanal und die Leber umgangen.

Durch die sublinguale Aufnahme des Progesterons erreicht erheblich mehr Progsteron den Blutkreislauf. Man braucht also deutlich weniger Kapseln, als wenn man die Kapseln schluckt.

Die sublinguale Anwendung von Progesteron-Kapseln ist in Deutschland jedoch nicht offiziell vorgesehen. Daher fehlen genaue Informationen über die Dosierung und die Wirkung.

Intravaginale Anwendung

Manche Frauen wenden die Kapseln auch in der Vagina an, also intra-vaginal. Auch bei dieser Methode sorgen die Schleimhäute für eine schnelle und effektive Aufnahme des Wirkstoffes.

Progesteron-Creme

Die beliebteste Progesteron-Zubereitung ist die Progesteron-Creme.

Eine Progesteron-Creme lässt sich bequem auf die Haut auftragen.

Das Progesteron wird durch die Haut direkt in den Blutkreislauf aufge-nommen, sodass man mit ziemlich geringen Progesteron-Mengen auskommt.

Dadurch sind auch die Nebenwirkungen erfreulich gering bis hin zu nicht existent.

Ein zusätzlicher Vorteil der Progesteron-Creme ist ihre günstige Wirkung auf die behandelte Haut. Die Haut wird zart und weich. Kein Wunder, dass Progesteron-Cremes in den USA als Feuchtigkeitscremes vertrieben werden.

Dosierung der Progesteron-Creme

Die Dosierung der Progesteroncreme hängt von den individuellen Bedürfnissen ab.

Eine Rolle dabei spielt der eigene Östrogenspiegel, die Lebensphase und die Schwere der Beschwerden.

Zu Beginn der Behandlung findet zunächst eine Sammlung des Progesterons im Fettgewebe statt.

Erst nach zwei bis drei Monaten gelangt ein größerer Anteil des Progesterons im Blutkreislauf. Dann braucht man meistens weniger Progesteron als zuvor.

Tägliche Dosis

Die übliche Mengen-Empfehlung bezieht sich auf Progesteron-Cremes mit 3% Progesteron.

Um 60 mg Progesteron anzuwenden, braucht man 2 Gramm Creme. Das entspricht etwa einer haselnussgroßen Menge oder auch einen halben Teelöffel.

Wenn man nur 30 mg Progesteron zuführen will, kommt man mit 1 Gramm Creme aus.

Monatliche Dosis

In der Praxis hat sich gezeigt, dass es für viele Frauen einfacher ist, sich an eine monatliche Dosis zu halten als an eine tägliche Mengenangabe.

Ein halber Teelöffel oder ein haselnussgroßes Stück klingt zwar einfach, kann in der Praxis aber oft nicht gut abgeschätzt werden.

Wenn man hingegen sagt, dass man pro Anwendemonat etwa 50 Gramm Creme verbrauchen soll, klappt das oft besser.

In Deutschland werden Progesteron-Cremes meistens in 100 Gramm Einheiten angeboten. Eine Tube oder Tiegel Creme reicht dann also für zwei Monate.

Bei dieser Monatsangabe ist schon berücksichtigt, dass man eine bis zwei Wochen Pause pro Monat einlegt. Man verbraucht die 50 Gramm Creme also innerhalb von zwei Anwende-Wochen.

Bezugsquellen für Progesteron-Creme

Die relativ schwierige Beschaffung der Progesteron-Creme in Deutschland ist ihr größter Nachteil.

Zunächst einmal ist Progesteron-Creme rezeptpflichtig, was auf alle Progesteron-Präparate zutrifft.

Viele Frauenärzte zögern bei der Verschreibung von Progesteron-Creme, weil ihnen das Mittel nicht vertraut ist. Kein Pharmavertreter hat es ihnen bislang vorgestellt.

Progesteron-Creme wird als Rezeptur verschrieben und muss in der Apotheke zubereitet werden. Das kann die Beschaffung noch zusätzlich erschweren.

Manche Apotheken bereiten nicht gerne Cremes selber zu.

Manche weigern sich auch die Creme zuzubereiten, weil es sich für sie nicht lohnt, die geringe Progesteronmenge vom Großhändler zu bestellen. In diesen Fällen kann es helfen, wenn man sich gleich 200 Gramm Creme verschreiben lässt. Das macht die Zubereitung für die Apotheke lohnenswerter.

Viele Frauen müssen in ihrem Heimatort erst mehrere Apotheken aufsuchen, bevor sie eine finden, die eine Progesteroncreme für sie zubereitet.

Bestellen bei kloesterl-apotheke.de

Wenn man Schwierigkeiten hat, eine Progesteroncreme bei der Apotheke vor Ort zu bekommen, kann man sie bei einer bestimmten deutschen Apotheke über das Internet oder per Fax bestellen.

Diese Klösterl-Apotheke aus München hat sich mit der Zubereitung von Progesteron-Cremes vertraut gemacht und verschicken sie an zahlreiche Kundinnen in ganz Deutschland (und EU). Auch andere Hormonzubereitungen werden von der Klösterl-Apotheke zubereitet, beispielsweise DHEA-Cremes oder Östriol-Cremes.

Man schickt einfach das Rezept zur Apotheke und erhält nach wenigen Tagen die Progesteron-Creme per Post.

Am besten ruft man vor der ersten Bestellung einmal an, um die Details zu klären.

Internetadresse: www.kloesterl-apotheke.de

Telefon: 089 / 54 34 32 11

Rezeptur für Progesteron-Creme

Wenn der Arzt eine Progesteron-Creme verschreibt, muss er eine sogenannte Rezeptur aufschreiben.

Die Rezeptur für eine 3%ige Progesteron-Creme kann beispielsweise
folgendermaßen aussehen:

Progesteron 3,0 g
O/W Grundlage ad 100,0 g

Mikronisierung

Damit eine Progesteroncreme gut von der Haut absorbiert werden kann,
ist es wichtig, dass das Progesteron mikronisiert vorliegt.

Mikronisierung bedeutet, dass die einzelnen Moleküle nicht zu großen
Klumpen zusammengeballt sind, sondern in möglichst kleiner Einzelform
vorliegen.

Die mikronisierten Progesteron-Moleküle können ungehindert durch die
Haut wandern und vom Körper aufgenommen werden.

Professionell zubereitete Progesteroncremes enthalten in der Regel mi-
kronisiertes Progesteron, selbst wenn das nicht extra vermerkt ist.

Der Hinweis, dass das Progesteron mikronisiert sein muss, betrifft vorwiegend die USA und andere Länder, wo man Progesteroncremes frei im
Handel kaufen kann. In den USA gelten Progesteroncremes als Feuchtigkeitscremes zur kosmetischen Anwendung.

Die medizinische Qualität von reinen Kosmetikcremes unterliegt natürlich nicht den gleich strengen Regeln wie ein Medikament aus der
Apotheke.

Progesteron-Gel

Ein Progesteron-Gel ist in Deutschland einfacher zu erhalten als eine
Creme, weil es ein fertiges Präparat auf dem Markt gibt.

Das Progesteron-Gel-Präparat heißt: Progestogel®.

Progestogel® beinhaltet eine 1%ige Progesteronzubereitung in Gel-Form.

Das ist etwa ein Drittel so konzentriert, wie die am häufigsten zubereitete Progesteroncreme.

Da es sich bei Progestogel® um ein Gel handelt, hat es keine fettende Wirkung. Das kann je nach Einsatzart Vor- oder Nachteile haben.

Das Progesteron-Gel ist in erster Linie zur Behandlung einer Mastopathie (Brustspannen) vorgesehen.

Alle anderen Einsatzzwecke sind nicht offiziell vorgesehen.

Der Arzt darf das Progesteron-Gel offiziell also auch nur gegen Mastopathie verschreiben.

In der Praxis wirkt natürlich auch Progestogel® wie eine schwache Progesteron-Creme. Man kann inoffiziell alle Beschwerden einer Östrogen-Dominanz damit behandeln.

Progesteron innerlich

Progesteron kann auch innerlich angewendet werden.

Bei der innerlichen Anwendung muss man berücksichtigen, dass größere Progesteron-Mengen benötigt werden.

Ein erheblicher Teil des Progesterons geht nämlich durch den First-Pass-Metabolismus verloren und nur ein geringer Teil steht letztlich für die Körperzellen zur Verfügung. Das Progesteron muss bei der innerlichen Anwendung nämlich zuerst den Verdauungskanal passieren und wird dann in der Leber teilweise abgebaut. Diesen Abbau nennt man First-Pass-Metabolismus.

In Deutschland ist ein Progesteron-Präparat für die innerliche Anwendung im Handel.

Das innerliche Progesteron-Präparat heißt: Utrogest®.

Utrogest® besteht aus Kapseln, die eine 10%ige Progesteronzubereitung beinhalten.

Dieses Mittel ist offiziell als Ergänzung zu einer Östrogenbehandlung vorgesehen. Wechseljahrsbeschwerden können mit Utrogest® behandelt werden. Als Mittel zur Behandlung von PMS ist es offiziell nicht vorgesehen.

Als alternative Anwendungsart anstelle des Schluckens der Kapseln ist eine sublinguale oder intravaginale Anwendung möglich. Diese Alternativ-Anwendungen sind jedoch nicht offiziell vorgesehen.

Sublinguale Anwendung

Bei der sublingualen Anwendung zerbeißt man die Kapsel und lässt die leicht bitter schmeckende Flüssigkeit unter die Zunge laufen. Dort wird das Progesteron sehr schnell über die Mundschleimhaut in den Blutkreislauf aufgenommen.

Schon nach kurzer Zeit kann eine Wirkung eintreten. Das kann man spüren, wenn gerade akute Beschwerden durch Östrogen-Dominanz bestehen.

Bei der sublingualen Anwendung gelangt ein viel höherer Anteil des Progesterons ins Blut als bei der normalen innerlichen Anwendung.

Eine Kapsel Utrogest® sublingual angewendet ist also schon eine hohe Progesteron-Dosis.

Diese Art der Anwendung könnte in manchen Fällen bei schweren PMS-Beschwerden kurz vor der Periodenblutung hilfreich sein.

Intravaginale Anwendung

Man kann Progesteron-Kapseln auch in der Vagina anwenden. Dazu schiebt man eine Kapsel tief in die Vagina.

Die Kapsel löst sich dort auf und das Progesteron wird von den Schleimhäuten sehr gut aufgenommen.

Diese Art der Anwendung bietet sich beispielsweise an, wenn Zyklusbeschwerden oder vaginale Trockenheit besonders stark quälen.

Natürliches Progesteron bei Brustkrebspatientinnen

Zahlreiche Beobachtungen in der Praxis deuten darauf hin, dass natürliches Progesteron von den meisten ehemaligen Brustkrebspatientinnen sehr gut vertragen wird. Progesteron kann demnach die Wahrscheinlichkeit für ein Wiederauftreten des Brustkrebses verhindern.

Darin unterscheidet sich Progesteron ganz wesentlich von Östrogenen, die für Brustkrebspatientinnen eine Gefahr darstellen.

Leider ist die günstige Wirkung von Progesteron für Brustkrebs-Betroffene nicht durch große, allgemein anerkannte Studien belegt.

Daher sind viele Ärzte stark verunsichert, wenn sie gebeten werden, natürliches Progesteron zu verschreiben.

Die allgemeine Regel lautet korrekterweise, dass man bei Brustkrebs-Betroffenen keine Hormon-Ersatz-Therapie durchführen darf, weil sonst die Gefahr eines erneuten Brustkrebses oder von Metastasen besteht.

Dass Progesteron ganz anders wirkt als die übliche HRT ist nur wenigen Ärzten bekannt.

Daher ist Progesteron eine wunderbare Möglichkeit, Wechseljahrsbeschwerden sanft und problemlos zu behandeln.

Auch zur Osteoporose-Prophylaxe oder -Behandlung eignet sich die Progesteron-Behandlung auch bei ehemaligen Brustkrebspatientinnen.

Die Osteoporose-Behandlung bei Brustkrebs-Betroffenen war es sogar, die Dr. Lee anfänglich auf die hervorragenden Eigenschaften des Progesterons brachte.

Ende der 1970er Jahre behandelte Dr. Lee viele Osteoporose-Patientinnen mit einer Brustkrebsvorgeschichte mit einer Progesteron-Creme. Die Knochendichte der Behandelten verbesserte sich deutlich und auch zahlreiche andere Beschwerden besserten sich.

Aufgrund dieser Beobachtungen entdeckte Dr. Lee die Östrogendominanz und natürliches Progesteron als wirksame Abhilfe.

Umstieg von Gestagenen auf Progesteron

Gestagene und Progesteron konkurrieren um die Rezeptorstellen im Körper. Daher wird die Progesteronwirkung von den Gestagenen abgeschwächt.

Am besten funktioniert der Umstieg von Gestagenen auf Progesteron meistens folgendermaßen:

Zunächst reduziert man die Gestagen-Dosis langsam auf die Hälfte.

Erst dann beginnt man mit der Anwendung des Progesterons.

Nach einem Monat Progesteron-Anwendung reduziert man die Gestagen-Menge erneut.

Nach einem weiteren Monat kann man das Gestagen in den meisten Fällen absetzen.

Natürliches Progesteron und Ärzte

Der größte Nachteil von natürlichem Progesteron liegt nicht in seinem gesundheitlichen Nutzen, sondern darin, dass die meisten Ärzte nicht wissen, wie hilfreich es sein kann.

Häufig ist es nicht nur neutrales Nichtwissen, sondern eine aktive Ablehnung von Seiten der Ärzte.

Da Progesteron in Deutschland verschreibungspflichtig ist, sind wir aber darauf angewiesen, dass ein Arzt das Mittel verschreibt.

Wenn man sich ein wenig in der Medizin-Welt umsieht, wird schnell klar, warum die Progesteron-Ablehnung so verbreitet ist.

Die Entscheidung für oder gegen ein Medikament wird in der Medizin oft nicht durch objektiv und neutral erworbene Erkenntnisse über die Heilwirkung gefällt. Damit ein Medikament als nützlich und sinnvoll erachtet wird, muss es zuvor durch teure Studien untersucht und anschließend vom Marketing der Pharmafirmen ins Bewusstsein der Ärzte gedrückt werden.

Wichtige Rollen bei diesem Prozess spielen die Pharmahersteller selbst, ihre Lobbyisten, Gesundheitspolitiker, die kassenärztliche Vereinigung und auch Lehrkräfte und Fachbuch-Autoren. In diesem unübersichtlichen Gesundheitssystem spielt Geld letztlich eine größere Rolle als neutrale, medizinische Erkenntnisse.

Progesteron hat den wirtschaftlichen Nachteil, dass es nicht patentiert werden kann. Natürlich ist es ein Segen, dass man diesen Naturstoff nicht patentieren kann. Aber die Wirtschaft hat nicht viel Interesse daran, viel Geld für Studien auszugeben, um den Nutzen dieses patentfreien Hormons zu untersuchen.

Daher wird Progesteron in den meisten medizinischen Fach- und Lehrbüchern nur kurz erwähnt. Umfangreiche Texte findet man hingegen über den Nutzen von Östrogen und sogar über Gestagene.

Fortbildungsseminare werden oft von der Pharmaindustrie finanziert, sodass die Inhalte der Seminare günstig für die Pharmafirmen ausfallen.

Ein normaler Frauenarzt hat heutzutage also meistens keine Ahnung von der Bedeutung der Östrogendominanz und dem Nutzen von Progesteron.

Allenfalls für die Frühphase der Wechseljahre (Prämenopause) wird ein Progesteronmangel angenommen. Auch bei Brustspannen und -knoten (Mastopathie) wird eine Östrogendominanz akzeptiert.

Ansonsten wird das Östrogen aber als Jungbrunnen umjubelt. Lediglich zur Verhinderung eines Gebärmutterkrebses wird als "Gegenmittel" Gestagen verordnet, ohne die körperlichen Vorgänge wirklich zu hinterfragen.

So kommt es häufig vor, dass man bei seinem Arzt auf großes Unverständnis stößt, wenn man um natürliches Progesteron bittet.

Oft genug empfiehlt der Arzt stattdessen ein Gestagen und ist selbst der festen Überzeugung, dass Progesteron und das Gestagen prinzipiell gleichwertig sind.

In solchen Fällen gelingt es manchmal am ehesten, den Arzt vom Progesteron-Gel namens Progestogel® zu überzeugen, um schmerzhaftes Brustspannen vor der Periode zu behandeln. Progestogel® ist immerhin ein handelsübliches Arzneimittel mit einem klaren Einsatzzweck.

Das innerlich anzuwendende Utrogest® kann man sich zur Behandlung von Wechseljahrsbeschwerden verschreiben lassen.

Wenn man hingegen eine Progesteroncreme haben will, kann es manchmal helfen, wenn man bereit ist, die Creme aus eigener Tasche zu bezahlen.

Auch wenn eine Progesteroncreme theoretisch von der Krankenkasse bezahlt werden kann, scheuen viel Ärzte das Verschreiben, weil sie lästige Rückfragen befürchten. Oft ist auch das Budget des Arztes schon an seinen Grenzen angekommen, sodass sie jede unübliche Verschreibung scheuen.

Letztlich müssen wir Frauen unsere Gesundheit und unser Wohlbefinden selbst in die Hand nehmen.

Das bedeutet, dass wir unsere Ärzte, falls nötig, über Progesteron informieren müssen. Falls das nichts nützt, kann es manchmal notwendig sein, den Arzt zu wechseln, wenn man Progesteron erhalten will.

Die Situation für Progesteron wird jedoch von Jahr zu Jahr besser, sodass man immer öfter Ärzte finden kann, die gerne Progesteron verschreiben. Das liegt nicht zuletzt an aktiven Patientinnen, die darauf bestanden haben, dass sie Progesteron erhalten.

Phytohormone

Bei Phytohormonen handelt es sich um Substanzen in Pflanzen, die den menschlichen Hormonen sehr ähnlich sind. Es sind also pflanzliche Hormone.

Viele Phytohormone sind in der Lage, an den Hormonrezeptoren der Menschen anzudocken und dort eine Wirkung zu erzielen, die der Wirkung von menschlichen Hormonen ähnelt.

Diese Phytohormone kann man also als Ersatz für echte menschliche Hormone einsetzen.

Die allermeisten Phytohormone wirken beim Menschen jedoch deutlich schwächer als die echten Menschenhormone. Sie sind ja auch ursprünglich nicht für Menschen sondern für die Pflanzen vorgesehen gewesen.

Bei schwachen bis mittelstarken Beschwerden kann eine Behandlung durch Pflanzenhormone jedoch in vielen Fällen ausreichend sein.

Über 5000 Pflanzenarten enthalten Phytohormone, die dem Progesteron ähneln.

Wenn man reichlich von diesen Pflanzen isst, hat man normalerweise keinen Progesteronmangel.

Nachfolgend stellen wir einige Nahrungspflanzen vor, die besonders viel progesteronartige Phytohormone enthalten.

Yams-Wurzel

Die Yams-Wurzel (Dioscorea villosa, Jams-Wurzel) stellt in vielen südlichen Ländern die Basis der Ernährung dar. Sie spielt dort oft eine wichtigere Rolle als bei uns die Kartoffel.

Von der Yams-Pflanze gibt es eine ganze Familie. Die meisten Vertreter der Yamswurzelgewächse enthalten das Phyto-Progesteron Diosgenin in mehr oder weniger starker Konzentration.

Diosgenin ist ein Phytohormon, das dem Progesteron relativ ähnlich ist. Es gehört zur Stoffgruppe der Saponine. Aus Diosgenin wird in Laboren das körperidentische Progesteron hergestellt.

Im menschlichen Körper wird Diosgenin nicht zu Progesteron umgebaut. Es kann aber an den Progesteron-Rezeptoren andocken und eine ähnliche Wirkung entfalten wie das echte Progesteron, wenn auch weniger intensiv.

In der Wurzel der wilden Yams, die in Mexiko heimisch ist, befindet sich besonders viel Diosgenin. Deshalb wird diese Pflanze für die Progesteron-Produktion verwendet. Auch amerikanische Yams-Produkte werden meistens aus dieser Yams-Art hergestellt. In Deutschland ist die wilde Yamswurzel und Produkte aus dieser Pflanze kaum zu erhalten.

In Asienläden kann man jedoch frische chinesische Yams und manchmal auch andere Yams-Arten als Nahrungsmittel kaufen.

Die chinesische Yams ist eine lange, relativ dicke Wurzel mit bräunlicher Schale. Sie enthält nahezu genau so viel Diosgenin wie die wilde Yams.

Man kann die chinesische Yams braten, dünsten und kochen, ähnlich wie Karotten.

Alfalfa-Sprossen

Alfalfa-Sprossen (Luzerne-Keimlinge) enthalten eine Menge Diosgenin, das gleiche Phytohormon wie die Yams-Wurzel. Die Alfalfa-Sprossen enthalten außerdem noch andere Phytohormone, zum Teil auch welche, die dem Östrogen ähneln (z.B. Beta-Sitosterol).

Sie sind dadurch in der Lage, zwischen den Hormonen Progesteron und Östrogen ausgleichend zu wirken.

Folgende Phytohormone sind in den Alfalfa-Sprossen enthalten:

Diosgenin, Beta-Sitosterol, Stigmasterol, Genistein, Pyroxidin, Tryptophan, Campesterol

Am besten zieht man sich die Alfalfa-Sprossen selbst aus den Samen in einem extra Keimgerät. Dann hat man sie immer frisch zur Hand.

Man kann Alfalfa-Sprossen jedoch auch in vielen Supermärkten relativ frisch kaufen.

Alfalfa-Sprossen kann man zum Salat essen. Auch als erfrischender Zusatzbelag auf Käse-, Quark- oder Wurst-Broten machen sie sich sehr gut.

Bockshornklee

Die Samen des Bockshornklees enthalten ganz besonders viel Diosgenin. Sie enthalten davon fast soviel wie die wilde Yams.

Besonders wenn man den Bockshornklee als Keimlinge zubereitet, kann sich das Diosgenin besonders gut entfalten.

Die Wirkung von Bockshornklee-Keimlingen auf das Wohlbefinden bei Östrogendominanz ist ausgesprochen gut. Der Bockshornklee enthält außer dem Diosgenin noch andere Substanzen, die die Beschwerden der Östrogen-Dominanz lindern.

Bockshornklee macht unter anderem dynamisch und fördert die Beweglichkeit und das Abnehmen, wenn man unter Übergewicht leidet. Mageren Menschen verhilft er übrigens zu besserem Appetit und Gewichtszunahme. Er ist also sehr vielseitig in seiner Wirkung.

Bockshornklee-Keimlinge kann man einfach im Salat oder auf Brot essen. Man kann auch mit ihnen kochen, am besten asiatisch oder sie ungekocht in die Suppe streuen.

Die Anwendung des Bockshornklees hat leider einen Nachteil: Nicht nur die Samen stinken nach Bock, sondern bei regelmäßiger Anwendung riecht man auch selbst etwas streng nach Bockshornklee.

Karotten

Karotten sind die mitteleuropäischen Gemüsepflanzen mit dem höchsten Diosgenin-Gehalt. Dafür dass Karotten so ein Allerweltsgemüse sind, ist ihr Diosgenin-Gehalt erstaunlich hoch.

Wenn man regelmäßig Karotten auf den Speiseplan setzt, hat man schon viel für ein ausgeglichenes Hormonsystem getan.

Karotten kann man dünsten und kochen, in heimischen Gerichten, wie auch in arabischen oder asiatischen Gerichten.

Ungekocht passen sie gut in Salate und man kann sie auch einfach knabbern, wenn man vom Heißhunger überwältigt wird.

Salat

Mit dem gewöhnlichen Kopfsalat haben wir eine weitere Alltags-Nahrungspflanze, die reichlich Phyto-Progesterone enthält.

Salat enthält zwar kein Disosgenin, aber dafür andere Phytohormone mit Progesteron-ähnlicher Wirkung.

Folgende Phytohormone sind im Salat enthalten:

Stigmasterol, Tryptophan, Campesterol, Luteolin.

Vermutlich enthalten wohl alle Salat-Arten, die botanisch mit dem klassischen Kopfsalat verwandt sind, die Phyto-Progesterone.

Das Phytohormon Stigmasterol fördert zudem den Eisprung und Tryptophan macht glücklich. Tryptophan ist übrigens auch in Tomaten enthalten.

Regelmäßiges Salat-Essen kann also gegen Östrogen-Dominanz helfen.

Papaya

Die Papaya ist eine Frucht, die viele Phyto-Progesterone enthält. Sie enthält auch etwas Phyto-Östrogene und wirkt dadurch ausgleichend auf das Miteinander der Hormone.

Folgende Phytohormone sind in der Papaya enthalten:

Beta-Sitosterol, Stigmasterol, Tryptophan, Campesterol.

Man kann einerseits das Fruchtfleisch der Papaya essen.

Noch intensiver wirken jedoch die Kerne, die in der Mitte der Papaya reichlich enthalten sind.

Normalerweise werden die Kerne einfach weggeworfen, doch sie sind ein wertvolles Heilmittel.

In Indien werden Papaya-Kerne frisch gekaut, um Durchfall zu behandeln. Das funktioniert sehr gut.

Man kann auch Papaya-Kerne gegen Östrogen-Dominanz kauen. Das funktioniert auch sehr gut.

Da man normalerweise nicht täglich eine frische Papaya zur Hand hat, kann man die Kerne aus einer Papaya an einer warmen Stelle trocknen, z.B. über der Heizung.

Von den getrockneten Papayakernen kaut man täglich 25-50 Stück.

Heilpflanzen zum Hormonausgleich

Pflanzen, die besonders viel Phyto-Progesterone enthalten, kann man auch als Heilkräuter-Tee oder als Tinktur zubereiten und anwenden.

Von einigen dieser Heilpflanzen gibt es auch Fertigpräparate, die sich zur Behandlung von PMS und Wechseljahrsbeschwerden bewährt haben.

All diese Heilpflanzen kann man auch ergänzend zu einer Behandlung mit natürlichem Progesteron anwenden.

Mönchspfeffer

Der Mönchspfeffer (Vitex agnus castus) ist die bekannteste und wichtigste Heilpflanze zur Progesteron-Stärkung.

Man kann Mönchspfeffer sowohl gegen Wechseljahrsbeschwerden als auch gegen PMS verwenden.

Mönchspfeffer enthält keine eigenen Phytohormone aber seine Inhaltstoffe sind in der Lage, die körpereigene Progesteronproduktion anzukurbeln.

Diese Inhaltstoffe heißen:

Testosteron, Aucubin, Agnuside.

Meistens werden die Samen des Mönchspfeffers verwendet. Man kann aber auch die Blätter verwenden.

In Apotheken gibt es mehrere Präparate, die die Extrakte der Mönchspfeffer-Samen enthalten.

Sie wirken recht erfolgreich gegen Östrogen-Dominanz.

In vielen Fällen reicht eine regelmäßige Mönchspfeffer-Behandlung bereits aus, um die Östrogen-Dominanz so weit zu behandeln, dass die Beschwerden verschwinden.

Nachtkerze

Das Öl aus den Nachtkerzen-Samen (Oenothera biennis) enthält einige Phytohormone, darunter sowohl progesteron- als auch östrogen-ähnliche Substanzen:

Beta-Sitosterol, Stigmasterol, Tryptophan, Campesterol, Lupeol, Quercetin.

Außerdem enthält das Nachtkerzen-Öl Gamma-Linolensäure in besonders großer Menge.

Diese Inhaltsstoffe befähigen das Nachtkerzen-Öl erfolgreich gegen Östrogen-Dominanz zu wirken.

Nachtkerzen-Öl wird vor allem gerne angewendet, um den Menstruationszyklus zu harmonisieren. PMS-Symtome und Menstruationsbeschwerden werden gelindert.

Präparate mit Nachtkerzenöl gibt es in Apotheken, Drogerien und manchen Supermärkten.

Schafgarbe

Die Schafgarbe (Achillea millefolium) ist eine klassische Frauen-Heilpflanze Mitteleuropas.

Sie wird schon seit vielen Jahrhunderten für die Frauengesundheit eingesetzt.

Inzwischen weiß man auch, dass die Schafgarbe unter anderem Phytohormone enthält:

Beta-Sitosterol, Stigmasterol, Luteolin, Quercetin.

Die enthaltenen Phytohormone sind sowohl progesteron- als auch östrogen-artig.

Der Schwerpunkt der Wirkung liegt bei der Schafgarbe jedoch auf der progesteronartigen Wirkung.

Man kann die Schafgarbe daher zur Behandlung der Östrogen-Dominanz einsetzen.

Schafgarben-Tee kann man gegen PMS, Menstruationsbeschwerden und Wechseljahrsbeschwerden trinken. Außerdem hat die Schafgarbe hunderte von anderen heilsamen Wirkungen, die jedoch nicht direkt mit Östrogendominanz zusammenhängen.

Die Schafgarbe ist eine sehr verbreitete Wildpflanze, man kann sie also auch in freier Wildbahn finden, wenn gerade keine Apotheke erreichbar ist.

Frauenmantel

Das der Frauenmantel (Alchemilla vulgaris) gegen Frauenbeschwerden hilft, ist schon an seinem Namen erkennbar.

In medizinischen Studien wurden dem Frauenmantel nur schwache Heilwirkungen gegen Verdauungsbeschwerden zugestanden.

Doch man weiß inzwischen auch, dass der Frauenmantel progesteronartige Wirkstoffe enthält.

Diese Wirkstoffe erklären die jahrhundertelange Verwendung des Frauenmantels gegen Frauenbeschwerden.

Frauenmantel kann man als Tee oder in anderer Zubereitung zur Linderung der Östrogen-Dominanz einsetzen.

Passionsblume

Die Passionsblume (Passiflora incarnata) ist eine Heilpflanze mit sanfter Phytoprogesteron-Wirkung und ausgeprägten entspannenden Fähigkeiten.

An Phytohormonen enthält die Passionsblume Stigmasterol und Luteolin.

Mithilfe der Passionsblume kann man daher die Behandlung der Östrogendominanz unterstützen und vor allem gezielt gegen Unruhe, Nervosität und Stimmungsschwankungen einwirken.

Passionsblume ist in manchen Fertigpräparaten enthalten und auch in vielen Mischtees. Man kann die Blätter der Passionsblume auch als einzelnen Kräutertee trinken.

Traubensilberkerze

Die Traubensilberkerze (Cimicifuga racemosa) enthält keine der üblichen Phytohormone.

Sie hat jedoch eine ausgeprägte Wirkung auf das weibliche Hormonsystem. Die Traubensilberkerze ist in der Lage Progesteron und Östrogen miteinander in Harmonie zu bringen. Dabei wirkt sie vor allem östrogenähnlich aber ohne die negativen Wirkungen des Östrogens.

Wissenschaftlich wird diese Funktionsweise "Selektive Östrogen-Rezeptor Modulation (Phyto-SERM)" genannt.

Dabei wird unter anderem der sogenannte LHRH-Pulsgenerator im Hypothalamus gedämpft, wodurch beispielsweise überschießende Reaktionen der Temperatursteuerung gedämpft werden. Das sorgt für eine Linderung der Hitzewallungen, die so typisch für die Wechseljahre sind.

Präparate, die Traubensilberkerze enthalten, sind daher besonders hilfreich, wenn die Wechseljahre schon etwas fortgeschritten sind, also in der Perimenopause und Postmenopause.

Wenn die Progesteron-Behandlung nicht mehr ausreicht, um quälende Hitzewallungen zu lindern, dann wird es Zeit für die Traubensilberkerze.

In Apotheken erhält man mehrere Präparate, die Extrakte aus der Wurzel der Traubensilberkerze enthalten.

Teemischung gegen Östrogen-Dominanz

Wenn man gerne Kräutertees trinkt, kann man sich eine Teemischung zur Behandlung der Östrogendominanz zusammenstellen.

Die vorgeschlagenen Kräuter erhält man in Apotheken (bestellen) und guten Kräuterhandlungen. Die Mönchspfeffer-Samen erhält man meistens nur auf ausdrückliche Rückfrage.

Die Gesamtmenge des Rezeptur ergibt 100 gr Teemischung. Das reicht für eine ganze Weile.

Mischen Sie folgende Heilpflanzen miteinander:

- 30 gr Mönchspfeffer-Samen
- 20 gr Schafgarbe
- 20 gr Frauenmantel
- 20 gr Passionsblume
- 10 gr Melisse

Damit die Mönchspfeffer-Samen möglichst optimal verwertet werden können, ist es am besten, wenn man sie vor dem Mischen mithilfe eines Mörsers anstößt. Anstoßen bedeutet, dass man die Oberfläche der Samen etwas knackt, ohne die ganzen Samen zu zerkleinern.

Wenn man stark unter Hitzewallungen, Schlafstörungen oder Schweißausbrüchen leidet, kann man der Mischung noch 30 gr Traubensilberkerzen-Wurzel hinzufügen.

So bereitet man den Tee zu:

- Nehmen Sie von der Teemischung einen guten Teelöffel für 250 ml Tee (eine große Tasse).
- Übergießen Sie die Teekräuter mit kochendem Wasser.
- Lassen Sie den Tee 10 - 15 Minuten ziehen.
- Seihen Sie den Tee ab.
- Trinken Sie den Tee in kleinen Schlucken.

Wenn man will, kann man den Tee auch süßen.

Trinken Sie von dem Tee am besten drei Tassen pro Tag.

Man kann den Tee aber auch nur bei Bedarf ergänzend zu einer anderen Östrogendominanz-Behandlung trinken.

Denkbar wäre beispielsweise, dass man gegen PMS täglich ein Mönchspfeffer-Präparat einnimmt und in den beiden Tagen vor der Periodenblutung zur Verstärkung noch den Mischtee trinkt.

Oder man nimmt gegen Wechseljahrsbeschwerden regelmäßig ein Mönchspfeffer-Präparat und an Tagen mit besonders intensiven Beschwerden zusätzlich den Tee.

Das sind nur ein paar Beispiele. Wie man die Möglichkeiten der Behandlung kombiniert, probiert man am besten selber aus.

Östrogendominanz-Tinktur

Aus den Kräutern der Teemischung kann man auch eine Tinktur zubereiten.

Eine Tinktur ist ein alkoholischer Auszug aus Kräutern, den man teelöffelweise oder tropfenweise einnimmt.

Die Anwendung einer solchen Tinktur ist sinnvoll, wenn man nicht gerne mehrmals täglich einen Kräutertee trinken will. Sie ist auch bequem und schnell.

So bereitet man die Tinktur zu:

- Geben Sie die 100 gr Teemischung in ein großes, verschließbares Glasgefäß.
- Gießen Sie etwa 1,5 Liter Doppelkorn über die Kräuter. Wichtig ist, dass die Kräuter vollständig mit dem Korn bedeckt sind.
- Verschließen Sie das Glasgefäß.

- Schütteln Sie das Glas, damit sich die Kräuter und der Korn gut vermischen.
- Stellen Sie das Glas an einen möglichst warmen Platz.
- Lassen Sie die Tinktur etwa 10 Tage bis zwei Wochen ziehen.
- Schütteln Sie die Tinktur in dieser Zeit am besten mehrmals täglich.
- Filtern Sie die Tinktur dann durch ein Tuch oder einen Kaffeefilter.
- Füllen Sie die Tinktur in dunkle Flaschen.
- Beschriften Sie die Flaschen mit Inhalt und Datum.
- Bewahren Sie die Flaschen möglichst kühl und dunkel auf.

Nehmen Sie von der Tinktur drei Mal täglich einen Teelöffel voll ein.

Wenn Ihnen der Geschmack zu intensiv ist, können Sie den Teelöffel Tinktur in ein Glas Wasser geben und dieses Tinktur-Wasser schluckweise trinken.

Um die Tinktur kennenzulernen, können Sie zunächst auch eine kleinere Menge Tinktur ansetzen. Fürs Kennenlernen reicht es völlig aus, mit 10 gr Kräutermischung und 150 ml Doppelkorn zu beginnen.

Wenn Sie es mit der Zubereitung und Anwendung eilig haben, können Sie schon nach einigen Stunden eine geringe Menge der Tinktur abschöpfen, um sie auszuprobieren. Sie wirkt dann natürlich noch nicht so stark, wie wenn sie nach zwei Wochen fertig gezogen ist.

Die Tinktur kann auch länger als zwei Wochen ziehen. Sie wird dann nach und nach immer intensiver. Eine längere Ziehzeit als sechs Wochen verbessert die Qualität der Tinktur jedoch nicht mehr. Sie lässt dann eher nach.

Heilpflanzen gegen verschiedene Beschwerden

Außer den Heilpflanzen, die Phyto-Progesterone enthalten oder direkt auf das Hormongeschehen einwirken, gibt es auch andere Heilpflanzen, die gegen die Beschwerden bei Östrogendominanz helfen können.

Einige dieser Heilpflanzen enthalten auch Phytohormone in unterschiedlichen Mengen, doch beruht die Wirkung der nachfolgend vorgestellten Heilpflanzen vorwiegend auf anderen Inhaltsstoffen.

Wenn Ihnen die nachfolgend vorgestellten Heilpflanzen zusagen, können Sie sie auf Wunsch auch zur Östrogendominanz-Teemischung hinzufügen. Sie können sie natürlich auch einzelnen anwenden, sei es als Tee, Tinktur oder als Fertigpräparat.

Baldrian

Baldrian hat eine ausgeprägt beruhigende Wirkung. Dabei wirkt der Baldrian sehr sanft, ohne zu müde zu machen.

Man kann Baldrian daher in kleinen Mengen gegen tagsüber auftretende Nervosität anwenden und in größeren Mengen, um besser einschlafen zu können.

Baldrian ist in vielen Beruhigungs-Tees und -Präparaten enthalten. Man kann ihn in Apotheken, Drogerien und Supermärkten kaufen.

Ginkgo

Ginkgo steht im Ruf, die Durchblutung des Gehirns zu verbessern.

Daher ist er geeignet, das Gedächtnis und die Konzentrationsfähigkeit zu stärken, die unter der Östrogendominanz oft zu leiden haben. Wenn Kopfschmerzen durch Minderdurchblutung des Gehirns entstehen, kann Ginkgo auch lindernd gegen die Kopfschmerzen wirken.

In Apotheken, Drogerien und Supermärkten werden verschiedene Ginkgo-Präparate angeboten.

Johanniskraut

Johanniskraut ist die bekannteste Heilpflanze zur Behandlung depressiver Verstimmungen.

Mit Johanniskraut kann man außerdem Nervosität, Unruhe und Konzentrationsstörungen behandeln.

Johanniskraut kann man als Tee, Tinktur und als Fertigpräparat anwenden.

Es gibt zahlreiche Johanniskraut-Präparate im Handel. In Apotheken erhält man Johanniskraut-Mittel mit einer hohen Dosis, die nachweislich wirkt, im normalen Handel erhält man niedriger dosierte Johanniskraut-Präparate.

Lavendel

Lavendel wirkt beruhigend auf ein aufgescheuchtes Nervensystem.

Der Duft der Lavendelblüten kann die Psyche entkrampfend und die Schlaffähigkeit fördern.

Äußerlich aufgetragen kann Lavendel juckende, gereizte Haut entspannen und den Juckreiz lindern.

Lavendel wird nur selten und in geringen Mengen innerlich angewendet.

Die Hauptanwendungsweise des Lavendels ist über seinen Duft und äußerlich.

So kann man das ätherische Öl in der Duftlampe verströmen lassen oder ein Lavendelbad nehmen. Auch als Duftkissen ist Lavendel sehr beliebt.

In zahlreichen Cremes und Lotionen ist Lavendel enthalten, um die Haut zu beruhigen.

Melisse

Melisse ist ein wohlriechender Balsam für die Seele.

Die Melisse wirkt beruhigend, macht aber nicht müde. Das macht Melisse sehr geeignet für die Anwendung am Tag.

Wenn man stark gestresst ist und vor lauter Nervosität nur so prickelt, dann kann man sich mit Melisse wieder entkrampfen. Weil sie nicht müde macht, stärkt Melisse so die Leistungsfähigkeit.

Durch ihren zitronenartigen Duft wirkt die Melisse sogar erfrischend.

Man kann Melisse in wohlschmeckenden Tees trinken und auch als Duftöl anwenden.

Rosmarin

Rosmarin hat eine ausgeprägt belebende Wirkung.

Er stärkt den Kreislauf und erfrischt, wenn man antriebslos und geschwächt ist.

Der intensive Duft des Rosmarins kann helfen, die schwachen Stunden und Tage des Lebens besser zu überstehen.

Wenn man morgens kaum aus dem Bett kommt, hilft eine Dusche mit Rosmarin-Duschgel auf die Beine.

Man kann auch kalte Armbäder mit Rosmarin-Duftöl machen.

Auch eine Hautcreme mit Rosmarin kann beleben.

Natürlich kann man Rosmarin auch als Kräutertee trinken und in Teemischungen einsetzen.

Nicht zuletzt sind frische Rosmarinzweige ein herrliches Gewürz für die mediterrane Küche.

Salbei

Die herausragende Wirkung des Salbeis ist die Schweißhemmung.

Salbei kann helfen, wenn man ständig schweißgebadet ist.

Zu diesem Zweck kann man ihn innerlich als Tee, Tinktur oder Fertigpräparat anwenden.

Oder man benutzt Salbei äußerlich als Duschgel, Deo oder Lotion.

Homöopathie

Mehrere homöopathische Mittel können gegen Östrogendominanz helfen.

Zu Zeiten von Hahnemann, Kent und anderen Homöopathie-Begründern und -Entwicklern gab es den Begriff Östrogendominanz jedoch noch nicht.

Außerdem werden homöopathische Mittel nicht gegen bestimmte Krankheiten eingesetzt, sondern um bestimmte Symptom-Kombinationen zu behandeln.

Für das Symptom-Bild der Östrogendominanz kommen einige homöopathische Mittel in Frage.

Pulsatilla

Pulsatilla pratensis kann helfen, wenn die Beschwerden vor der Menstruation besonders ausgeprägt sind.

Vor allem sehr feminine Frauen können von Pulsatilla profitieren. Sie sind häufig blass und blauäugig und vom Wesen her sanft und freundlich.

Lachesis

Lachesis, das Gift der Buschmeisterschlange, ist ein weiteres typisches Mittel für Frauenbeschwerden.

Eine typische Frau, die Lachesis braucht, ist leicht übergewichtig und rotgesichtig. Sie ist intensiv und häufig sehr kreativ.

Ihre Beschwerden werden bei Hitze schlimmer und wenn sie enge Kleidung trägt.

Sepia

Das homöopathische Mittel Sepia wird aus dem Tintenfisch gewonnen.

Es eignet sich vor allem für Frauen, die reizbar und überfordert sind.

Häufig sind Sepia-Frauen schlank, attraktiv und dunkle Typen.

Ihre Beschwerden verschlechtern sich oft vor der Menstruation.

Calcium carbonicum

Calcium carbonicum wird aus der Schale der Auster gewonnen.

Dieses Mittel ist vorwiegend für blasse, üppige Frauen geeignet. Bei vielen von Ihnen ist Übergewicht ein Hauptproblem.

Frauen, für die Calcium carbonicum geeignet ist, sind oft antriebsschwach und empfindsam.

Ihre Beschwerden verschlechtern sich vor der Menstruation und bei Anstrengung.

Anwendung der homöopathischen Mittel

Die Anwendung homöopathischer Mittel zur Selbstbehandlung unterscheidet sich von der Anwendung, wenn sie von einem Homöopathen verordnet wurden.

In der Laienhomöopathie wendet man die homöopathischen Mittel in niedrigen Potenzen an.

Zur schnellen Linderung akuter Probleme empfiehlt sich die Potenz D6.

Für die längerfristige Behandlung kann man die Potenz D12 verwenden.

Wählen Sie ein möglichst gut passendes Mittel und erwerben Sie es je nach akuter oder Dauerbehandlung in der Potenz D6 oder D12.

Sie können das Mittel wahlweise als Tropfen, Lutschtabletten oder Globuli anwenden.

Nehmen Sie von dem Mittel 3 mal täglich:

- 5 Tropfen oder
- 1 Tablette oder
- 5 Globuli

Lassen Sie das Mittel langsam im Mund einwirken. So kann es von der Mundschleimhaut aufgenommen werden.

Wenn Ihnen die Behandlung mit dem selbst ausgesuchten homöopathischen Mittel nicht gut genug hilft, können Sie einen Homöopathen aufsuchen, der eine Konstitutionsbehandlung mit Ihnen durchführt, bei der ein ganz persönliches Mittel für Sie ausgesucht wird.

Bei einer solchen Konstitutionsbehandlung sollte man jedoch möglichst auf schulmedizinische und Kräuter-Mittel verzichten. Auch Einschränkungen bei Zahnpasta, Ernährung und Genussmitteln muss man beachten. Daher ist solch eine Konstitutionsbehandlung nicht jedermanns Sache.

Schüsslersalze

Schüsslersalze, die von Dr. Schüssler erfunden wurden, sind Mineralsalze, die auf homöopathische Weise zubereitet werden.

In der Beschaffenheit ähneln die Schüsslersalze daher den homöopathischen Mitteln, aber der Heilungsansatz ist komplett anders.

Die Lehre der Biochemie nach Dr. Schüssler bedeutet in Hinblick auf die Östrogendominanz, dass intrazelluläre Mangelernährung zu Progesteronmangel führt.

Das bedeutet, dass die Zellen der Eierstöcke und der Nebennieren nicht genügend mit Mineralstoffen versorgt werden und daher nicht ausreichend gut funktionieren können.

Mithilfe von Schüsslersalzen sollen diese Mineral-Mangelzustände behoben werden können, sodass Eierstock und Nebennieren wieder besser funktionieren können.

Folgende Schüsslersalze sind besonders gut geeignet, um die Östrogen-Dominanz zu behandeln.

- Nr. 1. Calcium Fluoratum D12
- Nr. 2. Calcium Phosphoricum D6
- Nr. 7. Magnesium Phosphoricum D6

Ganz nach Ihrem Gutdünken können Sie entweder alle drei Salze oder nur ein einzelnes der vorgeschlagenen Salze auswählen.

Anwendung der Schüsslersalze

Schüsslersalze werden meistens als Lutschtabletten aus Laktose (Milchzucker) angeboten.

In letzter Zeit gibt es auch immer mehr Angebote mit Schüsslersalzen als Globuli. Das ist vor allem für Menschen interessant, die eine Milchzucker-Unverträglichkeit haben.

Nehmen Sie von jedem der ausgewählten Mittel 3 bis 6 mal täglich:

- 1 - 3 Tabletten oder
- 5 - 15 Globuli

Nehmen Sie die Tabletten oder Globuli nacheinander einzeln in den Mund und lassen Sie das Mittel langsam im Mund einwirken. So kann es von der Mundschleimhaut aufgenommen werden.

Einige Autoren empfehlen die Anwendung mehrerer Mittel getrennt voneinander, also morgens das eine Mittel, mittags das andere und abends das dritte Mittel. Wenn Sie wollen, können Sie die Mittel auch nach diesem Muster anwenden.

Die Schüsslersalze können dauerhaft angewendet werden.

Sie können jedoch nach jeweils sechs Wochen eine Pause von mindestens einer Woche einlegen. In der Pausenzeit können Sie auch andere Schüsslersalze anwenden, beispielsweise um bestimmte Beschwerden gezielt zu behandeln.

Akupressur

Mithilfe von Akupressur kann man schnell und unkompliziert akute Östrogendominanz -Beschwerden lindern.

Die Akupressur ist sozusagen die einfache Schwester der Akupunktur. Akupressur wird mit den Fingern ausgeführt und ist einfach genug für die Laienbehandlung.

Man kann die Akupressur auch an sich selbst durchführen, was sie besonders praktisch für die schnelle Hilfe macht.

Die nachfolgende Akupressurbehandlung kann man gegen PMS und Wechseljahrsbeschwerden anwenden.

Anleitung zur Behandlung der Hauptpunkte

- Am Ansatz des Halses pressen
- Am Ellenbogen drücken
- Am Mittelfußknochen des kleinen Zehs drücken
- Hinter und oberhalb des inneren Fußknöchels massieren

Anleitung zur Behandlung der Hilfspunkte

- In der Mitte der Gesäß-Backen pressen
- Über dem zweiten Kreuzbein-Wirbel pressen

Bewegung

Regelmäßige Bewegung ist enorm wichtig bei der Östrogendominanz-Behandlung.

In vielen Fällen reicht Bewegung völlig aus, um die Beschwerden einer Östrogendominanz zum Verschwinden zu bringen.

Eine gewisse Wirkung erreicht man schon, wenn man sich drei Mal in der Woche für eine halbe Stunde sportlich bewegt.

Eine optimale Wirkung erzielt man, wenn man fünf bis sechs Mal in der Woche für mindestens ein bis zwei Stunden Sport treibt. Ein Ruhetag pro Woche ist jedoch wichtig, damit sich der Körper regenerieren kann.

Welche Sportart man betreibt, spielt keine große Rolle.

Wichtig ist jedoch, dass man Freude an der Bewegung hat und dass man zumindest streckenweise ins Schwitzen gerät.

Als Sportarten bieten sich Ausdauersportarten wie Radfahren, Wandern, Walking oder Schwimmen an. Auch Gartenarbeit oder Hundespaziergänge sind wunderbar geeignet. Wer lieber mit anderen Menschen in Bewegung ist, kann auch alle Arten von Mannschaftssportarten betreiben.

Hormon-Yoga

Als besonders geeignet zur Linderung der Östrogendominanz hat sich Hormon-Yoga gezeigt.

Bei Hormon-Yoga handelt es sich im Prinzip um ganz normale Yoga-Übungen, die aber gezielt wegen ihrer ausgleichenden Wirkung auf das Hormonsystem ausgewählt werden.

Es ist sinnvoll, wenn man diese Yogaübungen zunächst bei einer Fachfrau lernt, beispielsweise in einem Yogakurs. In vielen Volkshochschulen und Yogaschulen gibt es extra Yogakurse für Frauen in den Wechseljahren oder Frauen mit Frauenbeschwerden.

Wenn man die Übungen erst einmal kann, dann kann man sie auch zuhause weiter durchführen.

Ernährung

Eine ausgewogene Ernährung kann sehr hilfreich sein, um die Beschwerden durch Östrogendominanz zu lindern.

Wichtig ist eine Ernährung mit hohem Frische-Anteil und wenig ungesunden Snacks.

Empfehlenswerte Nahrungsmittel sind:

- Frisches Gemüse, vor allem Karotten, Salat, Sprossen
- Obst
- Vollwertiges Getreide
- Kartoffeln
- Eier
- Geflügel
- Fisch
- Kaltgepresste Öle
- Milchprodukte in Maßen

Nach Möglichkeit sollte man folgende Nahrungsmittel weitgehend meiden:

- Süßigkeiten, Fabrikzucker
- Billig-Fleisch unklarer Herkunft (u.a. wegen Östrogen-Beigaben)
- Bier, wegen des östrogenhaltigen Hopfens

Reichlich trinken

Ganz wichtig bei der Behandlung der Östrogen-Dominanz ist auch, dass man reichlich trinkt, am besten Wasser.

Alle Zellen brauchen ziemlich viel Flüssigkeit, um optimal zu funktionieren. Wenn sie nicht genug Flüssigkeit haben, dann sterben sie zwar nicht gleich ab, aber sie funktionieren nicht so gut wie sie sollten.

Das gilt auch für die Hormondrüsen, also auch für die Eierstöcke.

Wenn man regelmäßig zu wenig trinkt, dann leiden alle Körperzellen. Die Organe, die nicht für das direkte Überleben gebraucht werden, müssen besonders darben, weil der Körper das wenige Wasser sinnvollerweise vor allem den lebenswichtigen Organen wie Herz und Lunge zur Verfügung stellt.

Für gut funktionierende Eierstöcke ist es also unerlässlich, sie mit genug Flüssigkeit zu versorgen. Davon profitiert dann auch der restliche Körper.

Täglich sollte man zwischen 2 und 3 Liter trinken. An heißen Tagen und wenn man viel Sport treibt, braucht man noch mehr Flüssigkeit.

Da viele der üblichen Getränke, z.B. Kaffee, Tee, Kräutertees und Säfte, die Wasser-Ausscheidung zu stark fördern, sollte zumindest ein Großteil der täglich getrunkenen Flüssigkeit ganz normales Wasser sein.

Dabei spielt es kaum eine Rolle, ob man Mineralwasser aus der Flasche oder simples Leitungswasser trinkt. Bei großen Mengen Leitungswasser und natriumarmem Mineralwasser sollte man jedoch auch auf ausreichend Mineralien achten, z.B. durch salzhaltige Mahlzeiten, Gemüse und Obst.

Das Wasser trinkt man am besten über den Tag verteilt, Glas für Glas.

Sechs bis zehn Gläser Wasser zusätzlich zu den üblichen Kaffees und Tees sind ein guter Anhaltswert für eine ausreichende Trinkmenge.

Nahrungsergänzungsmittel

Bei einer optimalen Ernährung und einem entspannten, beschaulichen Leben ist man normalerweise gut mit Vitaminen, Mineralien und Spurenelementen versorgt.

Doch wer ernährt sich schon optimal und kann sich eines beschaulichen Lebens erfreuen?

Vor allem in stressigen Zeiten fehlt oft das eine oder andere Vitamin für eine optimale Versorgung. Stress und besondere Belastung erhöhen auch den Bedarf dieser wichtigen Stoffe.

Mangelzustände bei Vitaminen, Mineralien oder Spurenelementen können oft sehr unangenehme gesundheitliche Folgen haben, die man zunächst gar nicht mit Mangelzuständen in Verbindung bringt. Im Bewusstsein der Bevölkerung ist fast nur die Infektanfälligkeit, die als Folge eines Vitamin-C-Mangels auftreten kann. Es gibt aber noch zahlreiche andere Beschwerden, die durch Mangelzustände verursacht werden.

Damit das Hormonsystem und die Eierstöcke gut funktionieren können, braucht man eine ausreichende Versorgung mit folgenden Vitaminen und Spurenelementen:

- Vitamin B6
- Vitamin B12
- Vitamin C
- Vitamin E
- Selen
- Magnesium

Zur Behandlung einer Östrogendominanz kann es sinnvoll sein, diese Substanzen als Nahrungsergänzungsmittel einzunehmen, wenn möglicherweise ein Mangel an ihnen vorliegen könnte.

Wasseranwendungen

Behandlungen mit Wasser können eine wirksame Ergänzung der Östrogendominanz-Behandlung sein.

Vor allem Kaltwasser-Anwendungen haben die Fähigkeit, den gesamten Organismus zu beleben. Zahlreiche Beschwerden können mithilfe von kaltem Wasser erfolgreich behandelt werden.

Sehr hilfreich können Wechselduschen sein. Dazu duscht man zunächst warm und dann einen kurzen Moment kalt. Das wiederholt man zwei bis drei Mal.

Ganz Mutige können auch einfach kalt duschen ohne vorherige Warmdusche. Eine kalte Dusche belebt ganz wunderbar. Sie sollte aber nur durchgeführt werden, wenn man vorher gut durchwärmt ist. Kalte Duschen sind übrigens ein Geheimtipp gegen quälende Hitzewallungen, wie auch die anderen Kaltwasser-Anwendungen.

Wer nicht gleich den ganzen Körper dem kalten Wasser aussetzen will, kann auch schonendere Anwendungen durchführen, beispielsweise:

- Wassertreten
- Kalter Fußguss
- Kalter Armguss

Wenn man sehr gereizt ist und nicht zur Ruhe kommt, können auch Warmwasser-Anwendungen hilfreich sein.

Hier bietet sich beispielsweise ein warmes Vollbad an, eventuell mit Lavendel-Duft.

Oder man gönnt sich einen Tag in einem Thermalbad, um sich mal rundum zu verwöhnen.

Östrogen-Dominanz im Internet

Im Internet finden Sie auf zahlreichen Webseiten Informationen über Schüßlersalze.

Speziell zu dem vorliegenden Buch gibt es eine extra Webseite, auf der Sie alle Seiten lesen und durchsuchen können:

Webseite zum Buch:

www.oestrogen-dominanz.de

Webseiten über Wechseljahre

Hier finden Sie die Internetadressen unseren Wechseljahre-Projekten:

www.wechseljahre.gesund.org
Informationen über Lebensphase, Behandlung und Phytohormone.

www.wechseljahre-klimakterium.de
Wechseljahre freudig erleben, mit Schwerpunkt auf Naturheilkunde.

Webseiten über andere Gesundheitsthemen

www.heilkraeuter.de
Heilkräuter-Lexikon, Kräuterwanderungen und vieles mehr.

www.schuessler-salze-liste.de
Schüssler-Salz-Seite mit Infos und Antlitzdiagnose.

www.homoeopathie-liste.de
Über 250 Arzneimittelbilder, Konstitutionstherapie, Potenzen.

www.lexikon-der-aromatherapie.de
Ätherische Öle, Wirkungsweise, Anwendungen.

www.naturkosmetik-selbstgemacht.de
Rezepturen, Foto-Anleitungen, Zutaten, Kräuteröle.

www.akupressurpunkte-liste.de
Gesundheits-Beschwerden mit den Händen behandeln.

www.heilen-mit-wasser.de
Wasser als Heilmittel gegen zahlreiche Beschwerden.

www.euvival.de
Webseiten-Verzeichnis der Autorin Eva Marbach.

Weitere Bücher von Eva Marbach

Eva Marbach hat weitere Bücher zu Gesundheitsthemen geschrieben.

Folgende Bücher gibt es zur Zeit:

Erfolgreich abnehmen mit Schüssler-Salzen

Stoffwechsel aktivieren und Abnehmhindernisse auflösen

Oft verhindern Stoffwechselblockaden das erfolgreiche Abnehmen trotz Bewegung und Ernährungsumstellung. Schüssler-Salze können helfen, diese Abnehmhindernisse beiseite zu räumen und den Stoffwechsel zu beleben.

Dieses Buch beschreibt ausführlich die 27 Schüßlersalze und ihre Wirkung auf den Stoffwechsel und das Appetitzentrum. Außerdem gibt es eine Anleitung für eine drei bis sechs-wöchige Kur. Ein Selbsttest mit Fragebogen zum Herausfinden der individuell passendsten Schüsslersalze runden den Inhalt ab.

ISBN-13: 978-3-938764-05-3 - 144 Seiten - 14,80 Euro

Schüssler-Salben und Cremes

Heilanwendungen, Beauty-Tipps und Rezepte zum Selbermachen

Schüßler-Salben und Schüßler-Cremes sind eine angenehme Möglichkeit, die Schüßlersalze der Biochemie nach Dr. Schüßler äußerlich anzuwenden. Mit den Salben kann man Beschwerden der Haut und des Bewegungsapparates direkt vor Ort gezielt behandeln. Aber auch innere Gesundheitsstörungen können durch die äußerliche Behandlung mit Salben günstig beeinflusst werden. Durch die Haut können die potenzierten Mineralsalze der Schüßlersalze vom Körper aufgenommen werden.

In diesem Buch werden die 12 Funktionsmittel und die 15 Ergänzungsmittel und ihre äußerliche Anwendung ausführlich vorgestellt. Zum Selbermachen von Schüßler-Cremes gibt es Schritt-für-Schritt-Anleitungen mit Fotos. Über 400 Anwendungsgebiete mit Hinweisen zu passenden Schüßlersalben runden das Buch ab.

ISBN-13: 978-3-938764-03-9 - 144 Seiten - 14,80 Euro

Stichwortverzeichnis

Stichwortverzeichnis